高职高专药学类专业实训教材

药事管理
与法规实训

主　编　杨冬梅

副主编　侯前进　秦亚东

　　　　何晓丽

U0350155

编　者（以姓氏笔画为序）

王　彪（安庆医学高等专科学校）

刘　俊（安徽省第二人民医院）

何晓丽（合肥职业技术学院）

张　帆（亳州职业技术学院）

张　毅（安徽省药物研究所）

杨冬梅（安徽医学高等专科学校）

侯前进（皖北卫生职业学院）

秦亚东（安徽中医药高等专科学校）

东南大学出版社
SOUTHEAST UNIVERSITY PRESS
·南京·

图书在版编目(CIP)数据

药事管理与法规实训 / 杨冬梅主编 . —南京：东南大学出版社，2013.6(2018.1重印)

高职高专药学类专业实训教材 / 王润霞主编

ISBN 978－7－5641－4291－9

Ⅰ.①药⋯　Ⅱ.①杨⋯　Ⅲ.药政管理－高等职业教育－教材②药事法规－高等职业教育－教材　Ⅳ.①R95

中国版本图书馆 CIP 数据核字(2013)第 125642 号

药事管理与法规实训

出版发行	东南大学出版社	
出 版 人	江建中	
社　　址	南京市四牌楼 2 号	
邮　　编	210096	
经　　销	江苏省新华书店	
印　　刷	南京工大印务有限公司	
开　　本	787mm×1 092mm　1/16	
印　　张	8　彩插 2 页	
字　　数	195 千字	
版　　次	2013 年 6 月第 1 版　2018 年 1 月第 2 次印刷	
书　　号	ISBN 978 - 7 - 5641 - 4291 - 9	
定　　价	18.00 元	

＊本社图书若有印装质量问题，请直接与营销部联系，电话：025－83791830。

高职高专药学类专业实训教材编审委员会
成 员 名 单

主 任 委 员：陈命家

副主任委员：方成武　王润霞　佘建华　程双幸

张伟群　曹元应　韦加庆　张又良

王　平　甘心红　朱道林

编委会成员：（按姓氏笔划排序）

王万荣　王甫成　刘　丽　刘　玮

刘修树　闫　波　江　勇　杨冬梅

宋海南　张宝成　范高福　郏枝花

周建庆　俞晨秀　夏成凯　徐　蓉

訾少峰　褚世居

秘　书　组：周建庆　胡中正

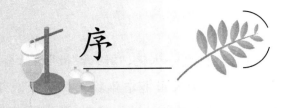

序

《教育部关于十二五职业教育教材建设的若干意见》【教职成(2012)】9号文中指出:"加强教材建设是提高职业教育人才培养质量的关键环节,职业教育教材是全面实施素质教育,按照德育为先、能力为重、全面发展、系统培养的要求,培养学生职业道德、职业技能、就业创业和继续学习能力的重要载体。加强教材建设是深化职业教育教学改革的有效途径,推进人才培养模式改革的重要条件,推动中高职协调发展的基础工程,对促进现代化职业教育体系建设、切实提高职业教育人才培养质量具有十分重要的作用。"按照教育部的指示精神,在安徽省教育厅的领导下,安徽省示范性高等职业技术院校合作委员会(A联盟)医药卫生类专业协作组组织全省10余所有关院校编写了《高职高专药学类实训系列教材》(共16本)和《高职高专护理类实训系列教材》(13)本,旨在改革高职高专药学类专业和护理类专业人才培养模式,加强对学生实践能力和职业技能的培养,使学生毕业后能够很快地适应生产岗位和护理岗位的工作。

这两套实训教材的共同特点是:

1. 吸收了相关行业企业人员参加编写,体现行业发展要求,与职业标准和岗位要求对接,行业特点鲜明。

2. 根据生产企业典型产品的生产流程设计实验项目。每个项目的选取严格参照职业岗位标准,每个项目在实施过程中模拟职场化。护理专业实训分基础护理和专业护理,每项护理操作严格按照护理操作规程进行。

3. 每个项目以某一操作技术为核心,以基础技能和拓展技能为依托,整合教学内容,使内容编排有利于实施以项目导向为引领的实训教学改革,从而强化了学生的职业能力和自主学习能力。

4. 每本书在编写过程中,为了实现理论与实践有效地结合,使之更具有实践性,还邀请深度合作的制药公司、药物研究所、药物试验基地和具有丰富临床护理经验的行业专家参加指导和编写。

5. 这两套实训教材融合实训要求和岗位标准使之一体化,"教、学、做"相结合。在具体安排实训时,可根据各个学校的教学条件灵活采用书中体验式教学模式组织实训教学,使学生在"做中学",在"学中做";也可按照实训操作任务,以案例式教学模式组织教学。

成功组织出版这两套教材是我们通过编写教材促进高职教育改革、提高教学质量的一次尝试,也是安徽省高职教育分类管理和抱团发展的一项改革成果。我相信通过这次教材的出版将会大大推动高职教育改革,提高实训质量,提高教师的实训水平。由于编写成套的实训教材是我们的首次尝试,一定存在许多不足之处,希望使用这两套实训教材的广大师生和读者给予批评指正,我们会根据读者的意见和行业发展的需要及时组织修订,不断提高教材质量。

在教材编写过程中,安徽省教育厅的领导给予了具体指导和帮助,A联盟成员各学校及其他兄弟院校、东南大学出版社都给予大力支持,在此一并表示诚挚的谢意。

安徽省示范性高等职业技术院校合作委员会

医药卫生协作组

前 言

　　《药事管理与法规》是高职高专教育药品类各专业的一门重要的专业课程,课程主要内容包括药事组织、药品法制管理、药品注册、生产、经营、使用、信息、价格和广告诸方面的监督管理等。目前《药事管理与法规》公开出版的实训教材较少,理论教材中有关实训实践项目有限,实训项目可供选择性不高,学时偏少,且缺少具体的实践考核标准,基于上述情况,我们编写了本实训教材,本教材基本涵盖了《药事管理与法规》各章节实践内容。

　　本教材实训项目主要包括总结药事管理事件、参观药事机构、药品注册申报、药品分类管理、编写药讯、处方点评、主题演讲、药品标签和说明书实例讨论、药品广告批准文号的审批、药品标识物调研和典型案例评析等,共计 28 个学时。教材包括实训目标、实训内容、知识拓展、实训考核评分标准等模块,实训内容包含实训目的、实训所需和实训要点等。

　　本实训教材力求体现高职高专教育特点和专业培养目标的需求,以切实满足"岗位需要"、教学需要和社会需要的教学特点。实践(实训)内容要求突出职业能力的培养,以强化职业能力培养为原则,侧重专业知识的应用,实践训练着重培养学生分析问题和解决问题的能力,注重培养学生的基本技能。

　　本实训教材供全国高职高专药学、药品经营与管理、药物制剂技术、生物制药技术、化学制药技术和中药制剂技术专业使用,各学校可根据专业培养目标、专业知识结构需要、职业技能要求及学校教学条件自行调整或选择实训项目。

　　本教材编写得到各位编者单位领导的大力支持,编写过程中,安徽医学高等专科学校的郭毅教授做了悉心指导,安徽省第二人民医院药学部的刘俊老师做了大量的具体工作,在此一并致谢!

　　由于编者水平有限,教材内容难免有不足之处,恳请广大师生批评指正!

杨冬梅

2013 年 4 月

目 录

实训一　总结上一年度我国药事管理工作重大事件

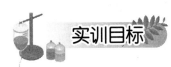

实训目标

1. 掌握药事管理工作重大事件收集方法和信息来源渠道。
2. 学会整理总结我国药事管理工作的成绩及重大事件。
3. 了解药事管理工作重大事件的评论。

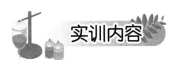

实训内容

一、实训目的

结合"我国药事管理学课程的研究内容",选取药事管理与法规某一方面的内容,如药品生产管理、药品经营管理,药品说明书管理、药品广告管理、药品注册管理和药事管理法规建设等,通过收集、整理、分析相关资料,了解在过去一年里,药事管理领域发生的重大事件。

实训侧重于总结与药事管理工作息息相关的重大事件并进行简要评论,学生通过本次实训的各个环节,查找资料、分析资料、撰写总结和现场陈述,可以全面地、系统地了解药事管理各行业情况,同时锻炼学生勤于总结、善于思考的能力,进而提高学生的专业素养,为今后工作奠定专业基础。

二、实训相关知识

列举部分药事管理工作典型重大事件,包括事件信息和简要点评,供学生参考。

(一) 事件 1:国务院印发《国家药品安全"十二五"规划》

药品安全是重大的民生和公共安全问题,事关人民群众身体健康和社会和谐稳定。为进一步提高我国药品安全水平,维护人民群众健康权益,促进医药产业持续健康发展,2012 年 1 月 20 日,国务院印发了《国家药品安全"十二五"规划》(国发〔2012〕5 号),要求医药企业必须坚持

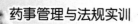
安全第一、科学监管的原则,落实药品安全责任,确保药品质量,降低药品安全风险,并且要求有关部门依法严厉打击制售假劣药品的违法犯罪行为。

规划体现了"目标精、指标实、重接轨、强监管"的四大特点,尤其是强监管,既包括强化药品研制、生产、流通、使用的全过程监管,更强调监管中现代化技术的广泛应用,以及信息化水平的提升。《规划》提出推进国家药品电子监管系统建设,整合信息资源,统一信息标准,提高共享水平,鼓励有关部门以及企业信息化系统与国家药品电子监管系统对接,完善覆盖全品种、全过程、可追溯的药品电子监管体系。

(二)事件 2:"毒胶囊事件"

2012 年 4 月 15 日央视《每周质量报告》中《胶囊里的秘密》对"非法厂商用皮革下脚料造药用胶囊"曝光。河北一些企业用生石灰处理皮革废料熬制成工业明胶卖给绍兴新昌一些企业制成药用胶囊最终流入药品企业进入患者腹中。由于皮革在工业加工时要使用含铬的鞣制剂,因此这样制成的胶囊往往重金属铬超标。经检测,九家药厂 9 个批次药品所用胶囊重金属铬含量超标,中央电视台就 13 种铬超标胶囊药物和皮革下脚料如何衍生进行了曝光。

本事件属于药品生产管理领域事件。食品药品安全事故频出的根本原因是腐败现象已渗透到各行各业,要杜绝食品药品行业安全事故,健全制度、加大监管、从严处罚,更要惩治愈演愈烈的腐败现象,树立好人们正确的道德价值观和良好的社会风气。

(三)事件 3:2012 年版《国家基本药物目录》发布

2013 年 3 月 15 日,2012 年版《国家基本药物目录》(卫生部令第 93 号)正式发布,自 2013 年 5 月 1 日起施行,目录分为化学药品和生物制品、中成药和中药饮片三个部分,其中化学药品和生物制品 317 种,中成药 203 种,共计 520 种,比原目录增加了 213 种。

基本药物制度是医改中的一项全新制度,该制度于 2009 年 8 月正式启动实施。按照该制度,国家基本药物目录原则上 3 年调整一次。2012 年版目录正是按照上述制度,以 2009 年的目录为基础进行调整。目录中的化学药品和生物制品数量与世界卫生组织现行推荐的基本药物数量相近,并坚持中西药并重。

新版目录中,最引人关注的是增加了抗肿瘤药这一大类,其中包括烷化剂、抗代谢药、抗肿瘤抗生素、抗肿瘤植物成分药等 7 个门类 26 种用药,另外充实了儿童专用药品、剂型和规格,包括所有儿童用的国家免疫规划疫苗,旨在解决国内外普遍存在的儿童用药品种少、剂型单一等问题。

(四)事件 4:《抗菌药物临床应用管理办法》出台

为加强医疗机构抗菌药物临床应用管理,规范抗菌药物临床应用行为,提高抗菌药物临床应用水平,促进临床合理应用抗菌药物,控制细菌耐药,保障医疗质量和医疗安全,根据相关卫生法律法规,卫生部制定了《抗菌药物临床应用管理办法》。该《办法》2012 年 2 月 13 日经卫生部部务会审议通过,2012 年 4 月 24 日发布(卫生部令第 84 号),自 2012 年 8 月 1 日起施行。《办法》分总则、组织机构和职责、抗菌药物临床应用管理、监督管理、法律责任和附则共 6 章 59 条。

该《办法》将加速抗菌药物行业集中度的提升,《办法》出台可以淘汰行业中过剩的产能,在《办法》中保存下来的品种,销售量会加大,淘汰一些成本控制比较差、质量控制不好的企业,加快对小规模企业的产业并购和整合,对大型企业会有利。

三、实训所需

1. 网络资源　中央人民政府、国家食品药品监督管理总局、国家卫生和计划生育委员会等网站。

2. 专业刊物　《中国药事》、《医药经济报》、《中国医药报》和《健康报》等专业期刊。

3. 硬件设备　计算机、打印机等。

四、实训要点

（一）实训安排

1. 班级分组　每组5人左右并进行分工。

2. 查阅资料　充分利用专业期刊、网络等资源,查阅相关文献、网页及报刊,收集资料。

3. 整理、分析、总结已收集信息,并制作成PPT,内容包括事件简介、简要点评和适当插图或视频。

4. 召开班级讨论会,每组选派1名同学作现场陈述。

5. 互动环节,参会同学自由提问,小组团队协作解答。

6. 老师点评。

7. 实训考核,总结上一年度我国药事管理工作重大事件实训考核,见表1-1。

（二）实训注意

1. 撰写总结应本着实事求是的态度分析、评价药事管理事件,并要求详略得当,突出重点。把那些既能显示主题特点,又有一定普遍性的材料作为重点选用。

2. PPT制作要求多选用简短视频和图片,现场报告要做到结合图片讨论事件。

（三）实训流程

总结上一年度我国药事管理工作重大事件实训流程,如图1-1所示。

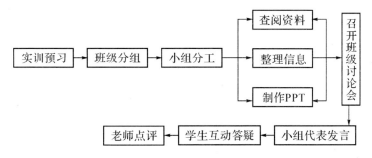

图1-1　总结上一年度我国药事管理工作重大事件实训流程图

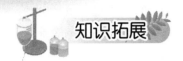

从"毒胶囊事件"看药品召回

药品召回是指按照规定的程序收回已上市销售的存在安全隐患的药品。有下列情况发生的为必须召回药品：①药品监督管理部门公告的质量不合格药品包括假药、劣药或因存在安全隐患而责令召回的药品；②生产商、供应商主动要求召回的药品；③调剂、发放错误的药品；④已证实或高度怀疑被污染的药品；⑤使用过程中发生影响较大并造成严重后果的药品群体不良事件的药品；⑥已过期失效的药品。"毒胶囊"事件发生后，如对＊＊"涉毒"企业实施全面召回，据悉，2010年该企业药业销售收入171亿元，2011年接近300亿元，其中胶囊类药品共有67款，其召回的总市值数字巨大，损失惨重。药品召回不仅保障了广大人民群众用药安全，规范了药品市场秩序，同时能够促进行业健康发展。

 思考题

1. 药事管理学课程内容包括哪些方面？

2. 药事管理事件可以从哪些渠道获得？

3. 总结药事管理事件意义何在。

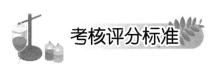 考核评分标准

表 1-1　总结上一年度我国药事管理工作重大事件实训考核表

班级：　　　　　　姓名：　　　　　　学号：　　　　　　得分：

项　目	分值	实训考核指标	得分及扣分依据
前言 （10 分）	5	概述	
	5	主题清晰	
PPT 内容 （60 分）	10	内容具有代表性，涉及药事管理不同领域	
	10	制作美观，适当插入视频或图片	
	10	事件简介	
	10	评论与思考	
	10	年度事件的总结	
	10	事件来源真实、准确、有标注	
现场报告 （30 分）	10	语言表达清晰、准确	
	20	参会同学自由提问，小组团队成员能正确解答问题	
总　分			

监考教师：　　　　　　　　　　　　　　考核时间：

（杨冬梅　何晓丽）

实训二　参观药品监督管理部门
或药品检验机构

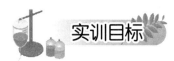

1. 掌握药品监督管理部门或药品检验机构的组织机构及各组织机构的主要工作职责。
2. 了解药品监督管理部门或药品检验机构的主要工作内容和任务。

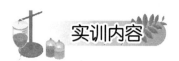

一、实训目的

通过对所在地区省(市)级食品药品监督管理局或食品药品检验所的实地参观,熟悉其内部的组织机构及其工作职责,使学生加深理解课堂教学的内容。

二、实训相关知识

(一)省、自治区、直辖市及以下药品监督管理行政机构

2008 年国务院对省以下食品药品监督管理体制进行调整,之前,省级食品药品监督管理局是省人民政府的工作部门,对省以下药品监督管理系统实行垂直管理,履行法定的药品监督管理职能。各地、市级行政区根据需要设置药品监督管理机构,为省药品监督管理机构的直属机构。各县、市根据工作需要设置(食品)药品监督管理分局,为上一级药品监督管理机构的派出机构。2008 年 11 月 10 日国务院办公厅下发了《关于调整省级以下食品药品监督管理体制有关问题的通知》(国办发〔2008〕123 号文),该通知规定:将现行食品药品监督管理机构省级以下垂直管理改为由地方政府分级管理,业务上接受上级主管部门和同级卫生部门的组织指导和监督。对省、市、县三级食品药品监督管理机构与同级卫生部门职能进行整合,以切实加强食品药品安全监管,落实地方各级政府安全综合监督责任。省级食品药品监督管理机构为省级政府的工作机构,由同级卫生部门管理。

（二）省、自治区、直辖市及以下药品监督管理的技术机构

药品检验机构为同级药品监督管理机构的直属事业单位，承担依法实施药品审批和药品质量监督检验所需的药品检验工作。省级药品监督管理部门设置药品检验所，县（市）根据工作需要设置（食品）药品监督管理分局，并加挂药品检验机构的牌子，为上一级药品监督管理机构的派出机构，药品检验机构主要负责本行政区的药品检验工作。

省、自治区、直辖市药品检验所业务技术科室一般设有化学药品室、中药室、抗生素室、药理室、生化室、药品标准室、药品监督室、仪器分析室和实验动物饲养房等。

药品检验所业务技术科室部分设备仪器如图2-1、图2-2和图2-3所示。

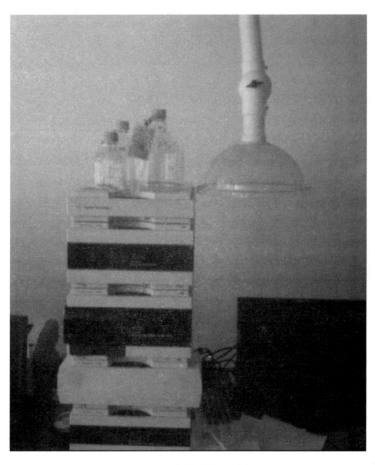

图2-1　高效液相色谱仪

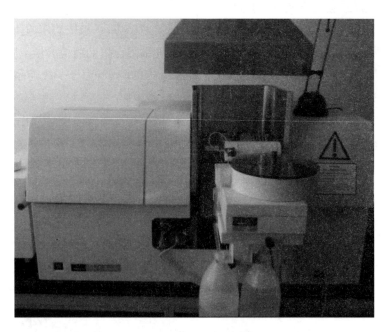

图 2-2　原子吸收光谱仪

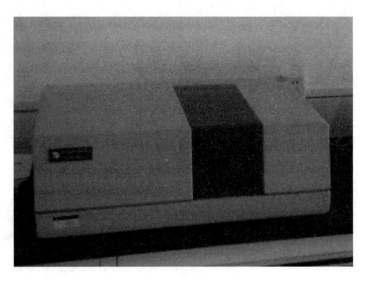

图 2-3　红外光谱仪

（三）省级食品药品监督管理局主要职责

1. 贯彻执行国家有关食品、药品、医疗器械、保健食品、化妆品的方针政策和法律法规。参与起草有关地方性法规规章草案；制定全省餐饮服务环节食品、药品、医疗器械、保健食品、化妆品安全监督管理政策、规划并监督实施。

2. 负责餐饮服务许可和食品安全监督管理。

3. 监督实施餐饮服务环节食品安全管理规范,开展餐饮服务环节食品安全状况调查和监测工作,发布餐饮服务环节食品安全日常监管信息。

4. 负责化妆品的卫生许可和监督管理,承担有关化妆品的初审、备案工作。

5. 负责药品、医疗器械行政监督和技术监督,监督实施药品和医疗器械研制、生产、流通、使用方面的质量规范。

6. 监督实施国家药品、医疗器械标准,负责药品、医疗器械及药用包装材料、医疗机构制剂注册的相关工作和监督管理;组织开展药品不良反应和医疗器械不良事件监测,负责药品、医疗器械再评价和淘汰工作;组织实施处方药和非处方药分类管理制度,配合有关部门实施国家基本药物制度;实施药品、医疗器械生产、经营和医疗机构制剂配制等许可管理。

7. 组织实施中药、民族药监督管理规范,监督实施中药材生产质量管理规范、中药饮片炮制规范,组织实施中药品种保护制度。

8. 监督管理药品、医疗器械质量安全,监督管理放射性药品、麻醉药品、毒性药品、精神药品以及药品类易制毒化学品,发布药品、医疗器械质量安全信息。

9. 组织查处餐饮服务环节食品安全和药品、医疗器械、化妆品等的研制、生产、流通、使用方面的违法行为;审批保健食品、药品和医疗器械广告。

10. 指导市、县食品药品有关方面的监督管理、应急稽查和信息化建设工作。

11. 贯彻实施执业药师资格认定制度,指导监督执业药师注册工作;承担药学专业技术人员任职资格评审和药学继续教育有关工作。

12. 开展与食品、药品监督管理有关的国际交流与合作。

13. 承办省政府及省卫生厅交办的其他事项。

（四）省级食品药品检验所主要职责

1. 依法承担实施药品审批和质量监督检查所需的检验工作。

2. 负责对全省药品生产企业、经营企业和医疗机构等涉药单位的药品质量实施技术监督、注册检验、委托检验、监督抽查检验、复验仲裁、技术咨询。

3. 负责全省药品检测车的技术推广和应用以及对车载技术人员的业务培训和管理。

4. 承担药品检测方法的实验研究和有关的科研工作以及部分国家药品标准的起草、修订、复核等工作任务。

5. 承担中检所下达的标准品、对照品协作标定任务。

6. 承担基层企事业单位有关人员的技术进修、业务培训和医药院校的毕业生实习工作。

7. 开展食品、保健品、化妆品等检验工作。

8. 执行药品监督管理部门交办的有关药品及医疗器械、药包材监督检验及其他有关工作。

三、实训所需

1. 实训场所:所在地药品监督管理机构或药品检验机构。

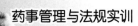

2. 网络资源:国家卫生和计划生育委员会部、国家食品药品监督管理总局、中国药品生物制品检定所、地方药品监督管理机构或药品检验机构等网站。

3. 硬件设备:计算机、打印机等。

四、实训要点

(一)实训安排

1. 实地参观,听取药品监督管理机构工作人员的介绍,熟悉药品监督管理局或药品检验所的机构组成及各部门的主要工作内容。

2. 绘制食品药品监督管理局或食品药品检验所组织机构框架图,并总结各部门的主要工作职责。

3. 参观结束,每人完成1篇1 000~2 000字的参观小结。小结内容包括:参观时间、单位名称、参观单位基本情况简介;概括3个相关部门的工作职责;对理论知识和实践认识进行比较、分析。

4. 实训考核,参观药品监督管理机构,药品检验机构实训考核见表2-1。

(二)实训注意

1. 参观前复习药事组织中药品监督管理部门及药品技术监督机构的相关专业内容。

2. 通过参观学习,把握食品药品监督管理机构或食品药品检验机构的主要职责。

(三)实训流程

参观药品监督管理机构或药品检验机构实训流程,如图2-4所示。

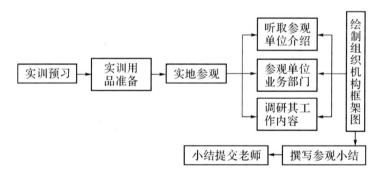

图2-4 参观药品监督管理机构或药品检验机构实训流程图

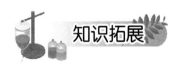 知识拓展

国家食品药品监督管理总局的历史沿革

2003年国家食品药品监督管理总局在原国家药品监督管理局基础上组建,直属国务院领

导的国家食品药品监督管理局主持全国药品监督管理工作。2008 年 7 月 10 日国务院办公厅发布《关于印发国家食品药品监督管理局主要职责内设机构和人员编制规定的通知》（国办发〔2008〕100 号文），该通知规定：设立国家食品药品监督管理局（副部级）为卫生部管理的国家局。

2013 年根据十二届全国人大一次会议通过的《国务院机构改革和职能转变方案》，将食品安全办的职责、食品药品监管局的职责、质检总局的生产环节食品安全监督管理职责、工商总局的流通环节食品安全监督管理职责整合，组建国家食品药品监督管理总局，2013 年 3 月 22 日国家食品药品监督管理总局正式挂牌，主要职责是对生产、流通、消费环节的食品安全和药品的安全性、有效性实施统一监督管理等。

 思考题

1. 所参观药品监督管理机构或药品检验机构的主要工作职责是什么？

2. 所参观药品监督管理机构或药品检验机构主要部门有哪些？

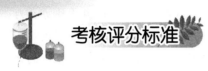 考核评分标准

表 2-1 参观药品监督管理机构或药品检验机构实训考核表

班级： 姓名： 学号： 得分：

项 目	分值	实训考核指标	得分及扣分依据
组织机构图 （30分）	10	组织机构图设计合理	
	10	各部门关系清晰明了	
	10	文字、图形、排版美观	
参观小结 （70分）	10	字数符合要求	
	5	参观时间、单位全称	
	10	单位基本情况简介	
	10	各主要科室名称	
	10	参观单位主要职责	
	15	主要科室工作职责（不少于三个部门）	
	10	理论知识和实践认识进行比较、分析	
总 分			

监考教师： 考核时间：

（秦亚东）

实训三　药品注册申报

实训目标

1. 掌握新药注册申报审批程序,熟悉申请注册新药的申报资料。
2. 学会填写药品注册电子申报表。
3. 了解新药的注册分类。

实训内容

一、实训目的

通过对药品注册申报程序及申报资料的了解,填写一份药品注册电子申报表,从而掌握药品注册相关的政策及申报程序,促进对新药研发工作的理解。

二、实训相关知识

（一）药品注册概念和分类

药品注册是控制药品市场准入的前置性管理,是对药品上市的事前管理,是国家食品药品监督管理总局根据药品注册申请人的申请,依照法定程序,对拟上市销售的药品的安全性、有效性、质量可控性等进行审查,并决定是否同意其申请的审批过程。

我国《药品注册管理办法》根据药品的性质和临床用药实际种类进行注册分类,分为以下三类:中药、天然药物（9 类）;化学药品（6 类）;生物制品（15 类）。

为了保证药品质量,保障人体用药安全,药品注册管理按照《药品管理法》及《药品管理法实施条例》中关于药品注册管理要求,适应 WTO 基本原则,借鉴国际药品注册检验,归纳总结我国多年来药品注册管理检验,使药品注册管理进一步走上规范化、科学化、法制化、国际化管理的轨道。

（二）新药注册申报与审批

研制新药应向主管全国药监管理工作的国家药监局或省级药监管理部门报送有关资料和样品（包括研制方法、质量指标、药理及毒理实验结果等）。经批准后方可进行临床试验。完成临床试验并通过生产审批后，由国家药监局批准发给新药证书。生产新药，则需经国家药监局发给批准文号。

1. 新药临床研究的审批　①省级药监部门负责对药品申报资料的形式审查，抽取检验用样品，并向药检所发出注册检验通知；②药检所负责抽样检验，复核药品标准；③申报资料经省级药监部门初审后，报国家药监局审批。新药临床研究申报审批程序见图3-1。

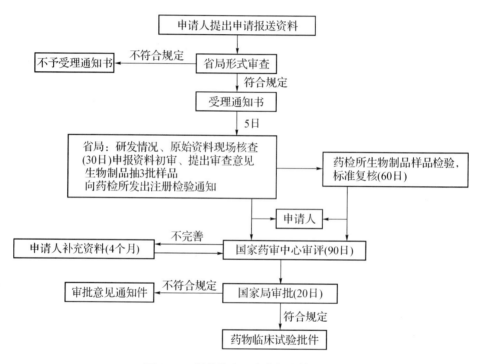

图3-1　新药临床研究申报审批程序

2. 新药生产申报与审批　①Ⅲ期临床试验完成后，将临床研究总结资料、研制单位拟定的产品包装标签设计和使用说明书样稿及已修改完善的临床研究申报资料报省级药监局。接受省级药监局对申报资料的形式审查及生产情况和条件的现场考察；②药检所对抽取的样品进行检验；③完成上述审查后，报国家药监局审核批准，发给新药证书；④持有《药品生产许可证》并符合国家《药品生产质量管理规范》（GMP）要求的企业同时发给药品批准文号，生产已批准上市的新药。新药生产上市申报审批程序见图3-2。

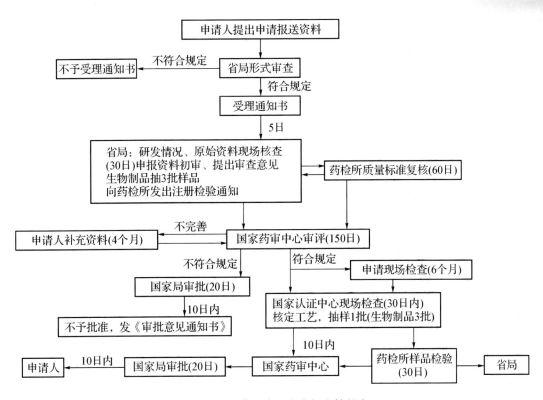

图 3–2　新药生产上市申报审批程序

（三）申报资料

申请注册新药，按照《申报资料项目表》的要求报送资料。

1. 综述资料　①药品名称；②证明性文件；③立题目的与依据；④对主要研究结果的总结及评价；⑤药品说明书、起草说明及相关参考文献；⑥包装、标签设计样稿。

2. 药学研究资料　①药学研究资料综述；②原料药生产工艺的研究资料及文献资料；制剂处方及工艺的研究资料及文献资料；③确证化学结构或者组份的试验资料及文献资料；④质量研究工作的试验资料及文献资料；⑤药品标准及起草说明，并提供标准品或者对照品；⑥样品的检验报告书；⑦原料药、辅料的来源及质量标准、检验报告书；⑧药物稳定性研究的试验资料及文献资料；⑨直接接触药品的包装材料和容器的选择依据及质量标准。

3. 药理毒理研究资料　①药理毒理研究资料综述；②主要药效学试验资料及文献资料；③一般药理学的试验资料及文献资料；④急性毒性试验资料及文献资料；⑤长期毒性试验资料及文献资料；⑥过敏性（局部、全身和光敏毒性）、溶血性和局部（血管、皮肤、黏膜、肌肉等）刺激性等特殊安全性试验资料和文献资料；⑦复方制剂中多种成分药效、毒性、药代动力学相互影响的试验资料及文献资料；⑧致突变试验资料及文献资料；⑨生殖毒性试验资料及文献资料；⑩致癌试验资料及文献资料；⑪依赖性试验资料及文献资料；⑫非临床药代动力学试验资料及文献资料。

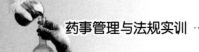

4. 临床试验资料　①国内外相关的临床试验资料综述；②临床试验计划及研究方案；③临床研究者手册；④知情同意书样稿、伦理委员会批准件；⑤临床试验报告。

（四）申报资料项目说明

1. 药品名称　包括通用名、化学名、英文名、汉语拼音，并注明其化学结构式、分子量、分子式等。新制定的名称，应当说明命名依据。

2. 证明性文件

（1）申请人机构合法登记证明文件（营业执照等）、《药品生产许可证》及变更记录页、《药品生产质量管理规范》认证证书复印件，申请生产时应当提供样品制备车间的《药品生产质量管理规范》认证证书复印件。

（2）申请的药物或者使用的处方、工艺、用途等专利情况及其权属状态说明，以及对他人的专利不构成侵权的声明。

（3）麻醉药品、精神药品和放射性药品需提供研制立项批复文件复印件。

（4）完成临床试验后申报生产时应当提供《药物临床试验批件》复印件及临床试验用药的质量标准。

（5）申请制剂的，应提供原料药的合法来源证明文件，包括原料药的批准证明文件、药品标准、检验报告、原料药生产企业的营业执照、《药品生产许可证》、《药品生产质量管理规范》认证证书、销售发票、供货协议等的复印件。

（6）直接接触药品的包装材料和容器的《药品包装材料和容器注册证》或者《进口包装材料和容器注册证》复印件。

3. 立题目的与依据　包括国内外有关该品研发、上市销售现状及相关文献资料或者生产、使用情况，制剂研究合理性和临床使用必需性的综述。

4. 对研究结果的总结及评价　包括申请人对主要研究结果进行的总结，并从安全性、有效性、质量可控性等方面对所申报品种进行综合评价。

5. 药品说明书、起草说明及相关参考文献　包括按有关规定起草的药品说明书、说明书各项内容的起草说明、相关文献。

6. 药学研究资料综述　是指所申请药物的药学研究（合成工艺、剂型选择、处方筛选、结构确证、质量研究和质量标准制定、稳定性研究等）的试验和国内外文献资料的综述。

7. 原料药生产工艺的研究资料　包括工艺流程和化学反应式、起始原料和有机溶媒、反应条件（温度、压力、时间、催化剂等）和操作步骤、精制方法、主要理化常数及阶段性的数据积累结果等，并注明投料量和收得率以及工艺过程中可能产生或引入的杂质或其他中间产物，尚应包括对工艺验证的资料。制剂处方及工艺研究资料：应包括起始物料、处方筛选、生产工艺及验证资料。

8. 质量研究工作的试验资料及文献资料　包括理化性质、纯度检查、溶出度、含量测定及方法学验证及阶段性的数据积累结果等。

9. 药品标准及起草说明，并提供标准品或者对照品　质量标准应当符合《中国药典》现行版的格式，并使用其术语和计量单位。所用试药、试液、缓冲液、滴定液等，应当采用现行版《中国药典》收载的品种及浓度，有不同的，应详细说明。提供的标准品或对照品应另附资料，说明其来源、理化常数、纯度、含量及其测定方法和数据。药品标准起草说明应当包括标准中控制项目的选定、方法选择、检查及纯度和限度范围等的制定依据。

10. 样品的检验报告书　指申报样品的自检报告。临床试验前报送资料时提供至少 1 批样品的自检报告，完成临床试验后报送资料时提供连续 3 批样品的自检报告。

11. 药物稳定性研究的试验资料　包括影响因素试验、采用直接接触药物的包装材料和容器共同进行的稳定性试验。

12. 药理毒理研究资料综述　是指所申请药物的药理毒理研究（包括药效学、作用机制、一般药理、毒理、药代动力学等）的试验和国内外文献资料的综述。

13. 非临床药代动力学试验资料及文献资料　是指所申请药物体外和体内（动物）药代动力学（吸收、代谢、分布、排泄）试验资料和文献资料。

14. 国内外相关的临床试验资料综述　是指国内外有关该品种临床试验的文献、摘要及近期追踪报道的综述。

15. 临床试验计划及研究方案　临床试验计划及研究方案应对拟定的适应证、用法用量等临床试验的重要内容进行详细描述，并有所报送的研究资料支持。临床试验计划及研究方案应科学、完整，并有对于拟定试验的潜在风险和收益相关的非临床和临床资料进行的重要分析的综合性摘要。

16. 临床研究者手册　是指所申请药物已有的临床试验资料和非临床试验资料的摘要汇编，目的是向研究者和参与试验的其他人员提供资料，帮助他们了解试验药物的特性和临床试验方案。研究者手册应当简明、客观。

（五）药品注册电子申报表

药品注册申请表报盘程序在各省食品药品监督管理局及国际食品药品监督管理局网站中均可下载使用，药品注册电子申报软件见图 3-3。

在电子申报表中可新建申请（可选择药品申请注册类别），以"药品注册申请表-境内申请人用"为例，"药品注册申请表-境内申请人用"第一页和"药品注册申请表-境内申请人用"第二页分别见图 3-4 和图 3-5。

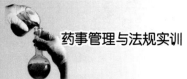

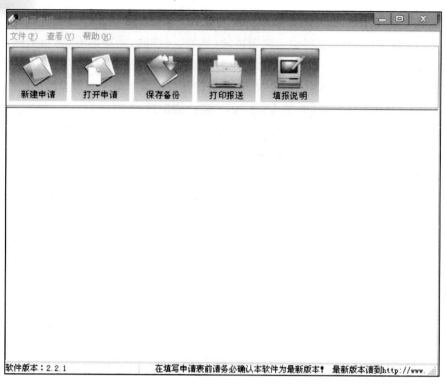

图 3-3　药品注册电子申报软件

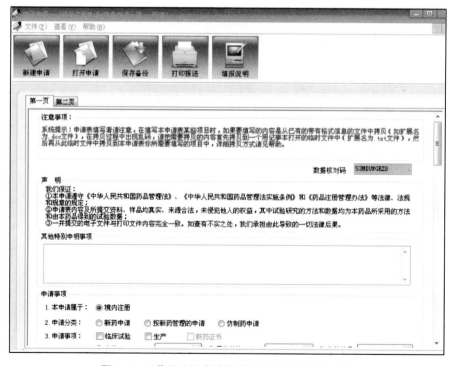

图 3-4　"药品注册申请表-境内申请人用"第一页

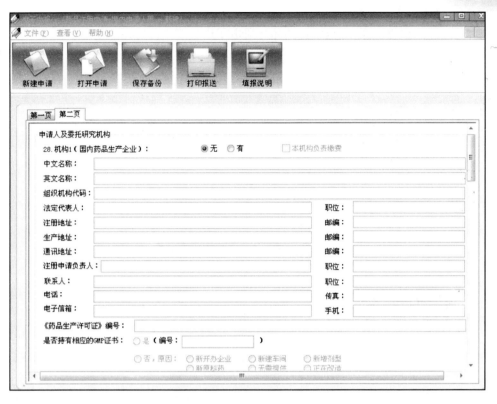

图 3-5　"药品注册申请表-境内申请人用"第二页

在上述系统中,分申请事项、药品情况、相关情况、申请人及委托研究机构四类共 34 项内容,要按照申报表格要求报送资料,并填写相关人员信息。

三、实训所需

1. 专业资料　《药品注册管理办法》。

2. 网络资源　国家卫生和计划生育委员会、国家食品药品监督管理总局、省食品药品监督管理局等网站。药品注册电子申报表网址:http://www.sda.gov.cn/WS01/CL0126/26873.html

3. 硬件设备　计算机、打印机等。

四、实训要点

（一）实训安排

1. 班级分组　每小组 5 人左右,小组成员分工合作。

2. 充分利用专业书籍、期刊、网络等资源查阅资料。

3. 要求每小组两周内完成一份电子申报表,并提交老师。

4. 实训考核　药品注册申报实训考核见表 3-1。

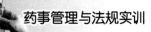

（二）实训注意

把握药品注册申报程序,重点掌握药品注册电子申报表中内容。

（三）实训流程

药品注册申报实训流程如图3-6所示。

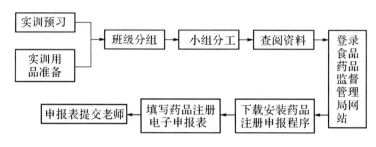

图3-6　药品注册申报实训流程图

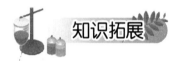

CTD 文件简介

CTD 英文全称为 Common Technical Document,是人用药品注册技术要求国际协调会(International Conference of Harmonization,简称 ICH)的通用技术文件,2003 年 7 月 1 日起首先在欧洲强制实行。伴随着 ICH 相关要求在国际上的广泛推广,CTD 文件已成为国际公认的文件编写格式,是向药品注册机构递交的结构完善的注册申请文件。例如,化学原料药企业进入美国市场,要按美国食品药品管理局(Food and Drug Administration,简称 FDA)要求提交一份药物管理档案,提交档案时,要以 CTD 文件编写格式,进行电子提交。

国家食品药品监督管理总局将在仿制药品种注册申报中率先实施 CTD。在国内推动实行CTD,可以减少国内药品注册与国际注册的差异,推动国内药品走入国际市场,为企业赢得更大的市场空间。

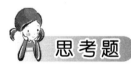

1. 简述新药申报与审批程序。

2.《药品注册管理办法》中,中药、天然药物和化学药品注册分哪几类?

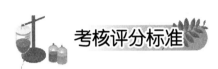 考核评分标准

表3-1 药品注册申报实训考核表

班级: 姓名: 学号: 得分:

项　目	分值	实训考核指标	得分及扣分依据
申请事项 (10分)	5	分类正确	
	5	填写完整	
药品情况 (30分)	5	药品名称(通用名、商品名、拉丁名、汉语拼音等)正确	
	5	制剂类型、规格、包装合理	
	5	处方、原辅料填写完整	
	5	围绕药物相关知识,紧密联系临床	
	5	药品标准选择正确	
	5	主要适应证或功能主治准确	
相关情况 (15分)	5	专利情况	
	5	新药监测期情况	
	5	其他栏目	
申请人及 委托研究机构 (45分)	5	机构情况填写完整(包括委托研究机构)	
	40	相关电子资料上传完整	
总　分			

监考教师: 考核时间:

（张　帆）

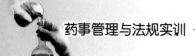

实训四　参观符合 GMP 药品生产车间

实训目标

1. 掌握《药品生产质量管理规范》(GMP)对厂房和设施的要求。
2. 了解《药品生产质量管理规范》(GMP)生产车间操作流程。

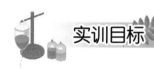

实训内容

一、实训目的

药品生产企业的厂房、设施等硬件条件是实施 GMP 的基础条件,也是保证药品质量的先决条件。通过参观符合 GMP 药品生产车间实训,使学生掌握 GMP 对厂区工艺布局和洁净室的要求,树立 GMP 观念,为今后从事药品生产与管理工作打下思想和理论基础。

二、实训相关知识

(一) GMP

GMP 是《药品生产质量管理规范》(Good Manufacture Practice,简称 GMP)的英文缩写,是对企业生产过程的合理性、生产设备的适用性和生产操作的精确性、规范性提出强制性要求。GMP 是药品生产和质量管理的基本准则,是食品药品加工企业必须达到的最基本的条件,适用于药品制剂生产的全过程和原料药生产中影响成品质量的关键工序。其目的是为了最大限度地避免药品生产过程中的污染和交叉污染,降低各种差错的发生,提高药品质量,保障人民用药安全有效。

药品质量至关重要,药品质量形成于生产过程,且药品的质量检验具有破坏性,实现药品在生产过程中的质量控制与保证的关键在于有效的预防。因此,在药品生产过程中,严格实施 GMP 才能有效控制可能影响药品质量的因素,保证所生产药品不混杂、无污染、均匀一致,再经取样检验分析合格,这样的药品其质量才有真正、切实的保证。

2011 年 3 月 1 日实施的《药品生产质量管理规范》参照了世界卫生组织,以及美国、欧洲等发达国家的 GMP 内容,使我国 GMP 内容更加科学合理、系统性强,初步引入 QA(品质保证)、QC(质量控制)等管理思路并增加了验证内容。特别是增加了对科学管理的要求,软件部分条款增加,软件内容所占比例增大。条理更加清晰,更便于操作。同时突出了验证工作在药品生产和质量管理中的重要意义。GMP 要求硬件方面要有符合要求的环境、厂房、设备;在软件方面要有可靠的生产工艺、严格的制度、完善的验证管理。这就既要求使用于药品生产的设施与设备达到极高的卫生标准,同时也要求操作工人必须认真按照相关制度执行。

(二)洁净和卫生要求

GMP 对洁净室(区)的要求极高,并明文规定洁净室(区)内表面应平整光滑,墙壁与地面的交界处应成弧形或采取其他措施,以减少积聚和便于清洁;内表面无裂缝、接口严密、无颗粒物脱落、耐受清晰和消毒;各种管道、灯具、风口以及其他公共设施易于清洁(图 4-1)。洁净室(区)要求有足够的照明,并应有应急照明设施。进入洁净室(区)的空气必须净化,并根据生产要求划分空气的洁净级别。

GMP 对于生产卫生的要求也非常严格和细致。建立防止污染的卫生设施,制定各项卫生管理制度,并由专人负责。生产区不得存放非生产物品和个人杂物,生产中的废弃物应及时处理。工作服的材料、式样、穿戴方式必须符合要求;不同空气级别使用的工作服应分别清洗、整理,必要时消毒或灭菌,100 000 级以上区域的洁净工作服应在洁净室内洗涤、干燥、整理。洁净室应限于该生产操作人员和经批准的人员进入,人员数量应严格控制;进入洁

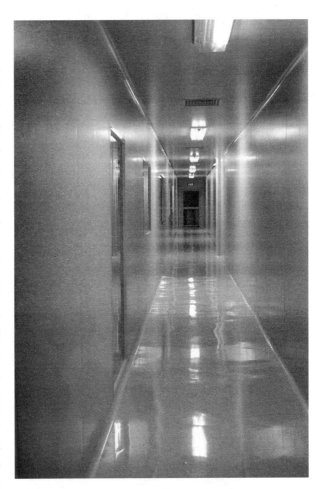

图 4-1 清洁明亮的洁净过道

净室的人员不得化妆和佩戴饰物,100 级洁净室内操作人员不得裸手操作。洁净室应使用一种以上的消毒方式,定期轮换消毒。药品生产人员应有健康档案,直接接触药品的生产人员每年至少体检一次,患有传染病、皮肤病、皮肤有伤口者不得进入生产区进行操作或进行质量检验。

（三）厂房设施与设备

《药品生产质量管理规范》对药品生产厂房、生产区、仓储区、质量控制区及生产设备均作出具体规定。

1. 厂房设施　①厂房的选址、设计、布局、建造、改造和维护必须符合药品生产要求,应当能够最大限度地避免污染、交叉污染、混淆和差错,便于清洁、操作和维护;②应当根据厂房及生产防护措施综合考虑选址,厂房所处的环境应当能够最大限度地降低物料或产品遭受污染的风险;③企业应当有整洁的生产环境;厂区的地面、路面及运输等不应当对药品的生产造成污染;④生产、行政、生活和辅助区的总体布局应当合理,不得互相妨碍;厂区和厂房内的人、物流走向应当合理;⑤应当对厂房进行适当维护,并确保维修活动不影响药品的质量;⑥应当按照详细的书面操作规程对厂房进行清洁或必要的消毒;⑦厂房应当有适当的照明、温度、湿度和通风,确保生产和贮存的产品质量以及相关设备性能不会直接或间接地受到影响;⑧厂房、设施的设计和安装应当能够有效防止昆虫或其他动物进入,应当采取必要的措施,避免所使用的灭鼠药、杀虫剂、烟熏剂等对设备、物料、产品造成污染;⑨应当采取适当措施,防止未经批准人员进入,生产、贮存和质量控制区不应当作为非本区工作人员的直接通道;⑩应当保存厂房、公用设施、固定管道建造或改造后的竣工图纸。

2. 生产设备　GMP要求生产、检验设备均有使用记录,并由专人管理。这就要求药品生产企业必须建立设备管理档案,定期对设备进行保养、维修、清洗及计量检定,并为其设置明显的状态标志。设备管理档案的要求:药品生产企业必须对企业内全部的设备、仪器仪表、衡器进行登记。对固定资产的设备建立档案、卡片并建立设备档案。设备保养、维修和清洗的要求:药品生产企业应制定设备保养、检修的规程,并制定相应计划,以确保设备始终处于正常运行状态。生产设备的状态标志,即对运行的设备应标明正在加工何种物料;对停运的设备应标明其性能状态能否使用、待修或维修;对已报废的设备,应从生产线上清除。

部分生产设备如图示:图4-2为的工艺用水生产设备;图4-3、图4-4分别为灭菌操作用

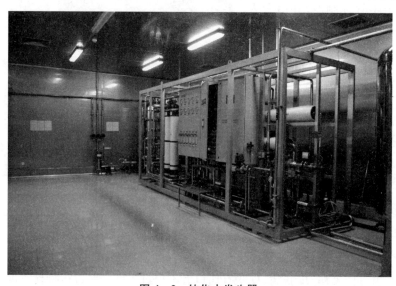

图4-2　纯化水发生器

的消毒柜和空气净化设备；图 4-5、图 4-6 分别为原料药生产和分离纯化设备；图 4-7、图 4-8 分别为药品制剂的分装设备。

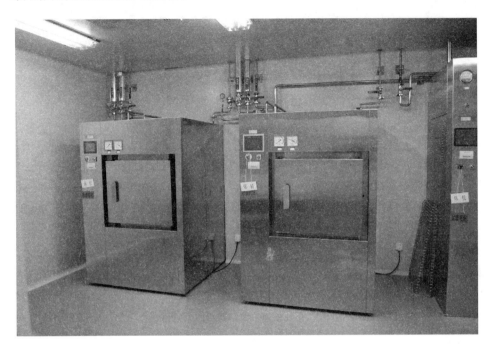

图 4-3　用于灭菌操作的消毒柜

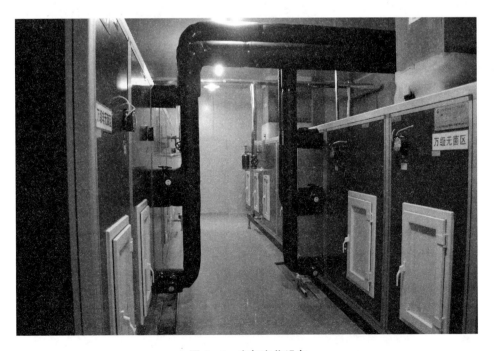

图 4-4　空气净化设备

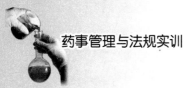

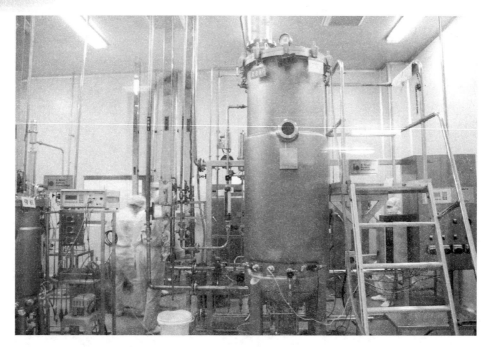

图 4-5 生物药物的发酵生产设备

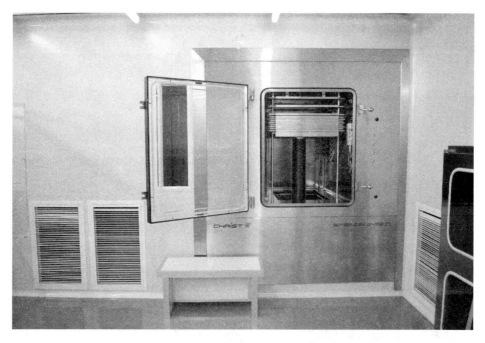

图 4-6 生物药品分离纯化操作设备——真空冷冻干燥机

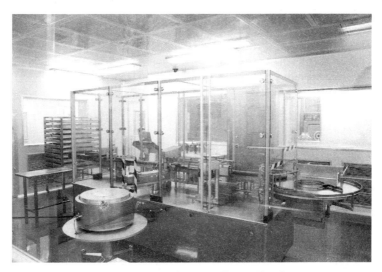

图 4-7　GMP 车间中的药品分装设备

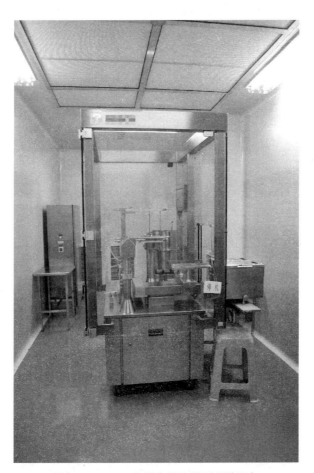

图 4-8　GMP 车间中的注射剂分装设备

三、实训所需

1. 专业资料 《药品生产质量管理规范》。
2. 实训场所 符合 GMP 的药品生产车间。
3. 符合卫生要求的工作服。
4. 硬件设备 计算机、打印机和相机等物品。

四、实训要点

（一）实训安排

1. 在参观单位工作人员的带领下，有秩序、有目的地进行参观学习。
2. 参观结束后，绘制所参观车间简易布置图和一种产品的生产流程图。
3. 每人撰写实训报告 1 份，注明参观时间和地点，陈述参观车间对 GMP 做了哪些硬件和软件的要求，报告 1 000～2 000 字。
4. 布置图、生产流程图和实训报告参观结束一周后提交老师。
5. 实训考核 GMP 药品生产车间实训考核见表 4－1。

（二）实训注意

1. 参观前认真复习 GMP 中关于厂房与设施的相关内容。
2. 参观前对学生进行 GMP 相关要求和安全教育。
3. 参观期间遵守参观单位的具体安排和要求。

（三）实训流程

GMP 药品生产车间实训流程如图 4－9 所示。

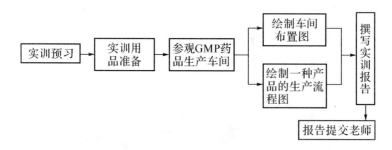

图 4－9 GMP 药品生产车间实训流程图

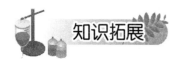

我国 GMP 发展历程

GMP 起源于国外，它是由重大的药物灾难磺胺酏剂事件（"反应停"事件）作为催生剂而诞生的。1963 年,美国颁布了世界上第一部 GMP。我国于 1988 年国家卫生部颁布了第一部 GMP,1992 年国家卫生部颁布了 1992 年修订版,1998 年国家药品监督管理局(SFDA)重新颁布了《药品生产质量管理规范》(1998 年修订),并决定自 1999 年 8 月 1 日起施行。现行 GMP 于 2010 年 10 月 19 日经卫生部部务会议审议通过,2011 年 1 月 7 日予以发布,自 2011 年 3 月 1 日起施行。

现行的《药品生产质量管理规范》(2010 年版)包括总则、质量管理、机构与人员、厂房与设施、设备、原料与生产、确认与验证、文件管理、生产管理、质量控制与质量保证、委托生产与委托检验、产品发送与召回、自检及附则,共计 14 章 313 条。实施新版药品生产质量管理规范,是顺应国家战略性新兴产业发展和转变经济发展方式的要求,有利于促进医药行业资源向优势企业集中,淘汰落后生产力,有利于调整医药经济结构,以促进产业升级,有利于培育具有国际竞争力的企业,加快医药产品进入国际市场。

思考题

1. 实施 GMP 的目的是什么?

2. 现行 GMP 对于厂房和设施的要求有哪些?

考核评分标准

表 4 - 1 GMP 药品生产车间实训考核表

班级：　　　　　　姓名：　　　　　　学号：　　　　　　得分：

项　目	分值	实训考核指标	得分及扣分依据
实训准备（10分）	10	实训用具准备充分	
绘制 GMP车间布置图（20分）	20	示意图清晰，标注准确，字迹清晰	
绘制一种产品的生产流程图（20分）	20	示意图清晰，标注准确，字迹清晰	
实训报告（50分）	10	实训报告字数符合要求标注参观时间和地点	
	15	所参观车间的硬件条件	
	15	所参观车间的软件条件	
	10	总结与体会	
合计			

监考教师：　　　　　　　　　　　考核时间：

（王　彪）

实训五 OTC 药品调研

实训目标

1. 掌握《药品经营质量管理规范》对药品经营过程质量控制的相关规定。
2. 学会从药品包装区分处方药、非处方药、甲类 OTC 药品和乙类 OTC 药品。
3. 了解被调查药品经营企业 OTC 药品销售的 GSP 实施现状。

实训内容

一、实训目的

通过参观药品零售药店和大型超市药品专柜,对药品经营企业 OTC 药品销售情况的了解,使学生对药品分类管理及 GSP 实施现状有总体认识,加深对药品经营质量管理相关规定的理解。

二、实训相关知识

(一) GSP 和 GSP 认证

GSP 是一种国际通用的概念,为英文"Good Supply Practice"的缩写,即药品经营质量管理规范,是药品经营企业质量管理的基本准则,要求药品经营企业对药品购进、储运、销售等环节实行质量管理,建立组织结构、职责制度、过程管理和设施设备等方面的质量体系,并使之有效进行。实施 GSP 的目的为加强药品经营质量管理,规范药品经营行为,保障人体用药安全、有效。

新版《药品经营质量管理规范》已于 2012 年 11 月 6 日经卫生部部务会审议通过,2013 年 1 月 22 日发布,2013 年 6 月 1 日起正式施行。

GSP 认证是国家对药品经营企业药品经营质量管理进行监督检查的一种手段,是对药品经营企业实施 GSP 情况的检查认可及监督管理的过程。药品经营企业 GSP 认证合格的,发给 GSP 认证证书,如图 5-1 所示。

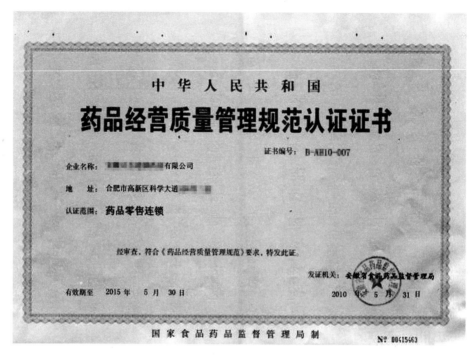

图 5-1　药品经营质量管理规范认证证书

(二) GSP 对药品零售企业质量管理的若干规定

1. 人员管理

(1) 企业法定代表人或者企业负责人应当具备执业药师资格。

企业应当按照国家有关规定配备执业药师,负责处方审核,指导合理用药。

(2) 企业应当对直接接触药品岗位的人员进行岗前及年度健康检查,并建立健康档案。患有传染病或者其他可能污染药品的疾病者,不得从事直接接触药品的工作。

(3) 在药品储存、陈列等区域不得存放与经营活动无关的物品及私人用品,在工作区域内不得有影响药品质量和安全的行为。

2. 销售和售后管理

(1) 企业应当在营业场所的显著位置悬挂《药品经营许可证》、营业执照、执业药师注册证等(图 5-2、图 5-3 和图 5-4)。

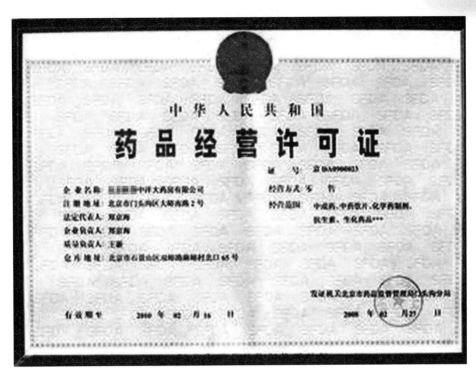

图 5-2 《药品经营许可证》

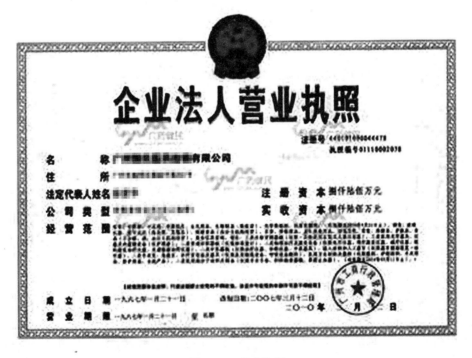

图 5-3 营业执照

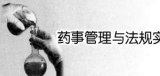

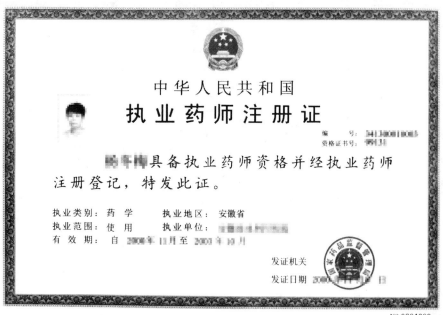

中华人民共和国
执业药师注册证

编 号：
资格证书号：

□□□□具备执业药师资格并经执业药师注册登记，特发此证。

执业类别：药 学　　执业地区：安徽省
执业范围：使 用　　执业单位：□□□□□□□□□□
有 效 期：自 □□□□年 11月至 2003 年 10 月

发证机关
发证日期

№ 0004229

图 5-4　执业药师注册证

（2）营业人员应当佩戴有照片、姓名、岗位等内容的工作牌，是执业药师和药学技术人员的，工作牌还应当标明执业资格或者药学专业技术职称。在岗执业的执业药师应当挂牌明示。

（3）除药品质量原因外，药品一经售出，不得退换。

（4）企业应当在营业场所公布药品监督管理部门的监督电话，设置顾客意见簿，及时处理顾客对药品质量的投诉。

3．药品陈列　药品的陈列应当符合以下要求：

（1）按剂型、用途以及储存要求分类陈列，并设置醒目标志，类别标签字迹清晰、放置准确。

（2）药品放置于货架（柜），摆放整齐有序，避免阳光直射。

（3）处方药、非处方药分区陈列，并有处方药、非处方药专用标识。

（4）处方药不得采用开架自选的方式陈列和销售。

（5）外用药与其他药品分开摆放。

（6）拆零销售的药品集中存放于拆零专柜或者专区。

（7）第二类精神药品、毒性中药品种和罂粟壳不得陈列。

（8）冷藏药品放置在冷藏设备中，按规定对温度进行监测和记录，并保证存放温度符合要求。

（9）中药饮片柜斗谱的书写应当正名正字；装斗前应当复核，防止错斗、串斗；应当定期清斗，防止饮片生虫、发霉、变质；不同批号的饮片装斗前应当清斗并记录。

处方药和非处方药销售方式分别如图 5-5 和图 5-6。

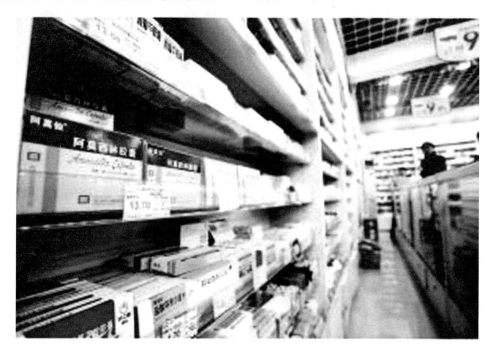

图 5-5　处方药柜台销售方式

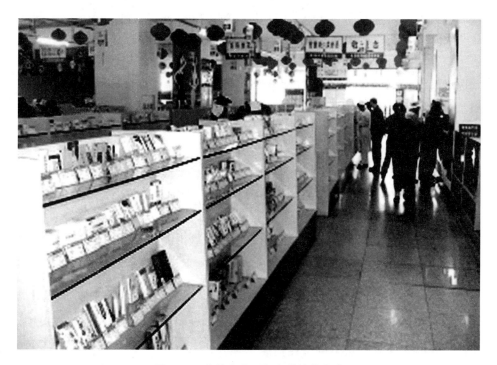

图 5-6　非处方药开架自选销售方式

（三）处方药与非处方药

《中华人民共和国药品管理法》第三十七条规定：国家对药品实行处方药与非处方药分类管理制度。

1. 处方药　处方药就是必须凭执业医师或执业助理医师处方才可调配、购买和使用的药品，如图5-7庆大霉素普鲁卡因维B12胶囊。

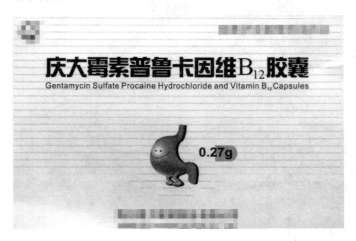

图5-7　处方药庆大霉素普鲁卡因维 B12 胶囊

处方药有以下几种情况：①上市的新药，需要对其活性或副作用进一步观察。②可产生依赖性的某些药物，例如吗啡类镇痛药及某些催眠安定药物等。③药物本身毒性较大，例如抗癌药物等。④用于治疗某些疾病所需的特殊药品，如心脑血管疾病的药物，须经医师确诊后开出处方并在医师指导下使用。⑤处方药只准在专业性医药报刊进行广告宣传，不准在大众传播媒介进行广告宣传。

2. 非处方药（OTC）　非处方药是指消费者不需要持有医生处方就可直接从药房或药店购买的药物。Over the counter Drug，简称OTC，即指"可以在柜台上销售的药品"。一般的定义是"普通人能自行购买并控制用法和用量的药物"，它们在药店甚至商场的超市中都能买到，也就具有疗效稳定，作用温和，副作用小且不掩盖其他疾病的特点。非处方药分为甲类非处方药和乙类非处方药，红底白字的是甲类（彩图5-8）；绿底白字的是乙类（彩图5-9）。

甲乙两类OTC虽然都可以在药店购买，但乙类非处方药安全性更高。乙类非处方药除了可以在药店出售外，还可以在超市、宾馆、百货商店等处销售。

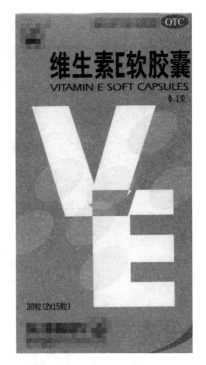

图5-8　甲类 OTC 药物标识

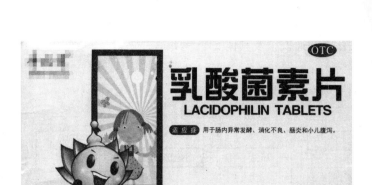

图 5-9 乙类 OTC 药物标识

非处方药有以下几种情况:①上市时间较长、无未知副作用报道的长期应用于临床的药物。②用于治疗多发病常见病,一般为非危重疾病,如感冒、咳嗽、消化不良、头痛、发热等症状。③毒性较小、副作用较小。④可以在非专业性医药报刊、大众传播媒介进行广告宣传。⑤非处方药剂型一般为片剂、胶囊剂等口服或软膏剂、喷雾剂、霜剂等外用剂型,不会有注射剂型。

三、实训所需

1. 专业资料 《药品经营质量管理规范》。
2. 实训场所 药品零售药店和大型超市所设药品专柜若干家。
3. 硬件设备 相机、计算机和打印机等。

四、实训要点

(一)实训安排

1. 班级分组 每小组 5~8 人,小组成员分工。

2. 分组选择参观本地部分药品零售药店,调研药品分类摆放情况以及 OTC 实际销售情况。

3. 分组参观大型超市所设药品专营柜台,了解其销售药品的类别,观察有无销售甲类 OTC 药品情况。

4. 每位学生撰写有关药品经营企业 OTC 药品经营管理的实施的实践调研报告 1 份,注明调研时间、调研单位名称和企业基本情况等,对企业 OTC 药品经营管理中的实施情况进行分析。报告字数 1 000~2 000 字,要求调研图片不少于 5 幅,实训结束一周内,提交老师。

5. 实训考核 OTC 药品调研实训考核见表 5-1。

(二)实训注意

1. 实训前充分预习药品管理法规中有关药品分类管理的规定以及处方药、非处方药 (OTC)的含义及其标识等。

2. 保持谦虚、礼貌、认真的态度及良好的纪律,不影响被参观、调研单位的工作秩序及商业活动。

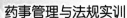

3. 实训过程中注意交通安全及其他安全事项。

（三）实训流程

OTC 药品调研实训流程图如图 5-10。

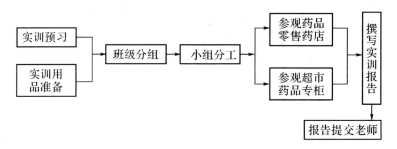

图 5-10 OTC 药品调研实训流程图

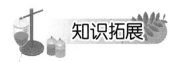

新版《药品经营质量管理规范》

新版《药品经营质量管理规范》于 2012 年 11 月 6 日经卫生部部务会审议通过，自 2013 年 6 月 1 日起施行。新版《药品经营质量管理规范》共 4 章 187 条，新修订的药品 GSP 对企业经营质量管理的要求明显提高，有效增强了流通环节药品质量风险控制能力，既考虑了原 GSP 监督实施的延续性，又注重了推动行业整体管理水平和技术应用的进步，特别是对行业健康、持续发展的宏观引导上，充分考虑深化医药卫生体制改革的政策要求，顺应产业政策对行业的发展规划，紧扣政策法规对行业的整顿规范目标，确保新版 GSP 的科学性、先进性、实用性和可操作性。

我国目前约有药品批发企业 1.3 万家、药品零售企业 42 万家，企业数量过多、规模偏小成为药品生产、流通、使用环节乱象丛生的重要根源。新版药品 GSP 提高了药品流通行业的准入门槛，提高了整个药品流通行业的质量保障水平。实施有 3 年过渡期，到 2016 年规定期限后，对仍不能达到要求的企业，监管部门将停止其药品经营活动。

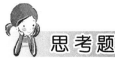

1. 我国 GSP 对零售药店药品陈列规定有哪些？

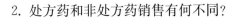

2. 处方药和非处方药销售有何不同?

3. OTC 药物的主要剂型有什么特点?

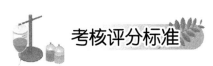考核评分标准

表 5-1 OTC 药品调研实训考核表

班级: 姓名: 学号: 得分:

项　目	分值	实训考核指标	得分及扣分依据
报告字数 (10 分)	10	调研报告字数不少于 1 000 字	
报告插图 (20 分)	20	插图不少于 5 幅	
报告内容 (70 分)	15	标注调研时间和调研单位 调研单位包括药品零售药店和大型超市 所设药品专营柜台	
	30	企业 OTC 药品经营管理中的实施情况 重点围绕药品陈列和分类情况	
	5	提出 OTC 药品销售中存在的问题	
	10	解决问题的方法与对策,有依据	
	10	调研总结与体会	
总　分			

监考教师: 考核时间:

(侯前进)

实训六　收集信息，编写药讯

实训目标

1. 掌握《药讯》资料收集方法和信息来源渠道。
2. 学会编写《药讯》，熟悉《药讯》的内容及要求。
3. 了解《药讯》的编辑与排版。

实训内容

一、《药讯》的编写目的

通过相关网站、专业刊物等多渠道收集药品和药事管理相关信息，编写一期《药讯》，明确《药讯》服务于临床，促进临床合理用药的宗旨，进一步巩固医疗机构药事管理相关知识。

二、实训相关知识

（一）《药讯》编写知识

1.《药讯》的定位　《药讯》是在医院药事管理委员会指导下，由医院的药学部门编辑，供院内医务人员参考学习和医院之间相互交流的内部刊物，它为药学人员、临床医生、护理人员提供了一个学习交流的专业平台，是联系药学与临床关系的桥梁。近几年，随着信息技术的提高和学术需求，一些具有规模的医院纷纷办起了自己的《药讯》，不仅为医、药、护人员提供有关药物咨询服务，宣传合理用药知识，也为药学人员提供了展示自身专业理论知识、实现自我价值的"舞台"。《药讯》的目的是服务于临床，提高本院的用药合理性。因此，必须明确地将《药讯》定位于以宣传药物相关知识为主的内部刊物。《药讯》应该侧重于报道临床实际需要的、与药物相关的内容，具有学术性、科技性、情报性和普及性的特点。

2.《药讯》的形式　《药讯》分为封面、目录、正文、封底四个部分，可以打印成纸质形式，也可以制做成电子文档或电子书的形式。封面尽量简洁，图案明快，一般采用本院的标志性建筑，如医院的外景做为背景，如图6-1所示。目录可以分为左右两部分，用文本框隔开，左侧为药讯的名称、主编、编委、主办单位和电话等，右侧为本期的要目和页码，如图6-2所示。封底，也可以分为两部分，一部分为图案，另一部分为文字，如医学名言、警示用语等，再附上药剂科所属科室的电话即可，如图6-3所示。

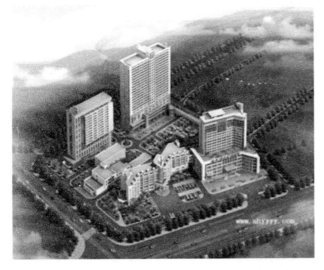

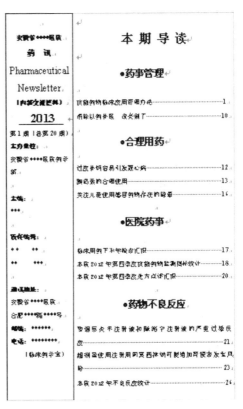

图6-1　《药讯》封面　　　　　　　　　　　　　图6-2　《药讯》目录

3.《药讯》的内容　《药讯》的内容一般包括药事动态、合理用药、药物不良反应、国际药学前沿、处方评价、新药介绍、实时快报、药物用量分析、经验交流、科普知识等。栏目分新药介绍、药事动态、药品不良反应、合理用药、用药咨询服务等。内容要围绕当前药事管理和最新药品信息来展开话题，务必做到要有针对性，紧密联系临床。

《药讯》内容要求：①实用：只有实用的《药讯》才会有人看，因此《药讯》应该联系本院实际，发现问题、提出问题、解决问题，及时提供医护人员关心的信息，解决他们工作中时常遇到的问题。比如，联系处方点评结果，就发现的问题在《药讯》上进行点评，对典型合理用药和不合理用药处方作实例分析；报道微生物室最新的耐药菌监测结果和最近临床上发生的不良反应等。还可以就临床医生经常咨询的问题，在《药讯》上开辟专栏进行解答。只有满足了本院医护人员工作上的实际需求,解决了实际问题,《药讯》才有其存在的价值,才会有生命力。②及时:及时通报相关信息,保持《药讯》的需求性,才能使《药讯》的需求量上升。③全面:《药讯》的内容应该同时兼顾医、护、药三者的需求,如护理人员更关心输液的配伍禁忌和药物的不良反应;医生则更关注药物治疗方案的最新报道,用药的注意事项及相互作用等。④严谨:《药讯》是专业性刊物,办刊风格可以多样,但内容应该严谨。每篇转载和摘编的文章应写明出处,原著文章应注明参考文献。对有争议的话题应该全面表述,不可带有个人观点,以免有失偏颇。严谨性可增加《药讯》的可信度,增加读者的依赖感。

4.《药讯》的出版 《药讯》是内部刊物,出版时间具有灵活性。现在很多医院的《药讯》是固定一季度1期或每2个月1期,这样虽然比较正规,但影响了《药讯》的及时性和针对性。通常可以在常规的出刊任务中间插些特刊或专刊,这些特刊或专刊必要时可以取代常规的出刊任

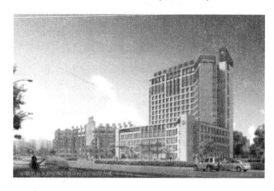

图6-3 《药讯》封底

务,特刊或专刊可以是本院最近收集到的不良反应专刊、抗菌药物应用专刊等,特刊如流行性疾病及其防治方案或防治药物的特刊等。医院《药讯》的篇幅不易过多,一般以20页左右为宜。《药讯》作为内部刊物,没有出版形式的限制,可以装订成册,也可以以简报或网络形式出现,目前《药讯》仍以装订成册居多。

(二)查阅资料

充分利用专业期刊、报刊、网络等资源,撷取编辑其中的有用信息。各类专业期刊如《中国医院药学杂志》《中国临床药学杂志》《中国药理学通报》和《中国药房》等,报刊如《中国中医药报》《健康报》等。网络资料应注意其信息的真实性,比较常用的国内医药学网站有卫生和计划生育委员会、国家食品药品监督管理总局、中华医学会、中国药物警戒、丁香园、中国临床药师论坛等。也可以从国外医药学报刊、网站翻译一些前沿知识,或者国外指南性质的文献,或者有关药物相互作用和药物评价的内容,如美国医学新闻、新英格兰医学期刊等。

(三)编辑、排版、打印

在编辑规范上,编写人员不应以《药讯》为内部刊物而忽略了对质量的追求,文字、排版、内

容应按照国家标准和专业要求进行编辑加工，这样才能巩固《药讯》在读者中的地位，促进《药讯》的持续性发展。

一般文字采用"Word"形式，表格和数据采用"Excel"形式进行编排，重点部分或标题加粗，为避免文字的单一性，可以用艺术字或彩色字进行加工处理。插图尽量贴近文章内容，一般以医学或药学素材为主。对于比较长的文章可以用分栏或文本框操作。一般每篇文章都独占一页，最好不要续在上一篇的末尾。如果文章的末尾还空出一段，可以用插图或小篇文章进行修饰。

三、实训所需

1. 专业刊物　《中国医院药学杂志》、《中国临床药学杂志》、《中国药理学通报》、《中国药房》、《中国医药报》和《健康报》等。

2. 网络资源　国家卫生和计划生育委员会、国家食品药品监督管理总局、中华医学会、中国药物警戒、丁香园、中国临床药师论坛等网站。

3. 硬件设备　计算机、打印机等。

四、实训要点

（一）实训安排

1. 充分利用专业期刊、网络等资源查阅、收集、整理资料。

2. 编写《药讯》，必设栏目包括新药介绍、药事动态、药品不良反应、合理用药、用药咨询服务，其他栏目自拟。

3. 编辑、排版，设计《药讯》封面、目录、正文和封底，定稿打印。

4. 要求每位学生2周内完成《药讯》一份，正文字数不少于3 000字，提交老师纸质版。

5. 实训考核，《药讯》的编写实训考核见表6-1。

（二）实训注意

1. 正确把握《药讯》的定位，侧重于报道临床实际需要的药物相关内容，具有学术性、科技性、情报性和普及性的特点。

2. 《药讯》内容体现实用、及时、全面和严谨的特点。

（三）实训流程

《药讯》的编写实训流程如图6-4所示。

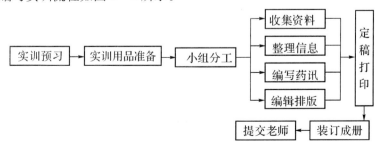

图6-4　《药讯》的编写实训流程图

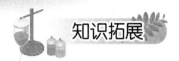

电子版医院《药讯》

医院《药讯》资料来源通常包括三部分：①医院药事：如医院合理用药、药物不良反应监测情况、处方评价情况等；②专业期刊、报刊、网络等资源；③自由撰稿：稿件来源于医院医务人员。学生编写《药讯》资料来源通常为专业期刊、报刊、网络资源等。《药讯》纸质版便于读者阅读，也适合收藏保存。但信息更新、出版周期有限，随着科学技术的进步，很多医院都建立了内部局域网络，出版电子版的《药讯》。电子版《药讯》成本较低，出版周期短，形式活泼，能更及时、广泛地报道药学信息。医院药学部门应充分利用临床药学室丰富的药学资源，建立院内局域网药讯网站，从而使药学资源得以共享，方便医药护之间的药学信息交流，也使临床药学的情报收集工作更加及时、高效，使《药讯》发挥愈来愈重要的作用。

 思考题

1. 编写《药讯》的目的是什么？

2. 《药讯》通常包含哪些内容？

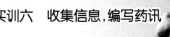
3.《药讯》资料来源有哪些渠道？

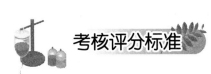 考核评分标准

表 6-1 《药讯》的编写实训考核表

班级： 姓名： 学号： 得分：

项 目	分值	实训考核指标	得分及扣分依据
封面 (10 分)	5	封面简洁,图案明快	
	5	标题完整	
目录 (20 分)	5	目录完整	
	5	栏目多样(不少于五个必设栏目)	
正文 (60 分)	5	内容实用、及时、全面、严谨	
	5	围绕药物相关知识,紧密联系临床	
	5	新药介绍	
	5	药事动态	
	5	药品不良反应	
	5	合理用药	
	5	用药咨询服务	
	5	其他栏目	
	10	稿件来源真实、准确、有标注	
	10	字数、文字、排版符合要求	
封底 (10 分)	5	封底符合要求	
	5	装订成册	
总 分			

监考教师： 考核时间：

(杨冬梅 刘 俊)

实训七 门诊处方点评

实训目标

1. 掌握《处方管理办法》和《医院处方点评管理规范（试行）》相关内容。
2. 学会处方点评，认识处方标准，识别不规范处方。
3. 了解超常处方。

实训内容

一、实训目的

依据《处方管理办法》、《医疗机构药事管理规定》和《医院处方点评管理规范（试行）》等开展处方点评实训项目，旨在提高学生安全用药、合理用药意识，学会处方点评基本技能，奠定在零售药店和基层医疗机构药房实践基础。

二、实训相关知识

（一）处方的定义和格式

根据《处方管理办法》，处方是指由注册的执业医师和执业助理医师在诊疗活动中根据医疗、预防、保健需要，按照诊疗规范、药品说明书中的药品适应证、药理作用、用法、用量、禁忌、不良反应和注意事项等为患者开具的、由取得药学专业技术职务任职资格的药学专业技术人员（简称药师）审核、调配、核对，并作为患者用药凭证的医疗文书。

处方的格式包括前记、正文和后记三个部分（图7-1）。

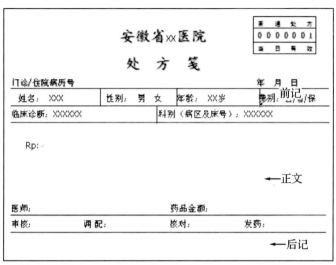

图 7 - 1　处方的格式

1. 前记　包括医疗机构名称、处方编号、患者姓名、性别、年龄、门诊或住院病历号,科别或病区和床位号、临床诊断、开具日期等,并可添加特殊要求的项目。麻醉药品和第一类精神药品处方还应当包括患者身份证明编号,代办人姓名、身份证明编号。

2. 正文　以 Rp 或 R(拉丁文 Recipe 是"请取"的缩写)标示,分列药品名称、剂型、规格、数量、用法用量。

3. 后记　医师签名或者加盖专用签章,药品金额以及审核、调配,核对、发药药师签名或者加盖专用签章。

(二)处方点评的目的

处方点评是根据相关法规、技术规范,对处方书写的规范性及药物临床使用的适宜性(用药适应证、药物选择、给药途径、用法用量、药物相互作用、配伍禁忌等)进行评价,发现存在或潜在的问题,制定并实施干预和改进措施,促进临床药物合理应用的过程。处方点评是医院持续医疗质量改进和药品临床应用管理的重要组成部分,是提高临床药物治疗学水平,促进合理用药,保障医疗安全的重要手段。

(三)处方点评的标准

处方点评结果分为合理处方和不合理处方。不合理处方包括不规范处方、用药不适宜处方及超常处方。目前医药更新快,药品说明书的更新往往具有滞后性。因此,不可仅凭借说明书草率判定处方合理性,应不断学习,与时俱进,随着新规范、新指南、新共识等更新点评方法。

1. 判断为不规范处方情况

(1)处方的前记、正文、后记内容缺项,书写不规范或者字迹难以辨认的;

(2)医师签名、签章不规范或者与签名、签章的留样不一致的;

(3)药师未对处方进行适宜性审核的(处方后记的审核、调配、核对、发药栏目无审核调配药师及核对发药药师签名,或者单人值班调剂未执行双签名规定);

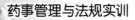

（4）新生儿、婴幼儿处方未写明日、月龄的；

（5）西药、中成药与中药饮片未分别开具处方的；

（6）未使用药品规范名称开具处方的；

（7）药品的剂量、规格、数量、单位等书写不规范或不清楚的；

（8）用法、用量使用"遵医嘱"、"自用"等含糊不清字句的；

（9）处方修改未签名并注明修改日期，或药品超剂量使用未注明原因和再次签名的；

（10）开具处方未写临床诊断或临床诊断书写不全的；

（11）单张门（急）诊处方超过五种药品的；

（12）无特殊情况下，门诊处方超过 7 日用量，急诊处方超过 3 日用量，慢性病、老年病或特殊情况下需要适当延长处方用量未注明理由的；

（13）开具麻醉药品、精神药品、医疗用毒性药品、放射性药品等特殊管理药品处方未执行国家有关规定的；

（14）医师未按照抗菌药物临床应用管理规定开具抗菌药物处方的；

（15）中药饮片处方药物未按照"君、臣、佐、使"的顺序排列，或未按要求标注药物调剂、煎煮等特殊要求的。

不规范处方见图 7-2、图 7-3、图 7-4、图 7-5、图 7-6。

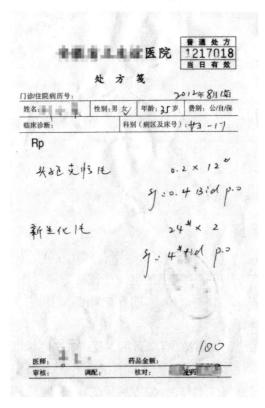

图 7-2 不规范处方

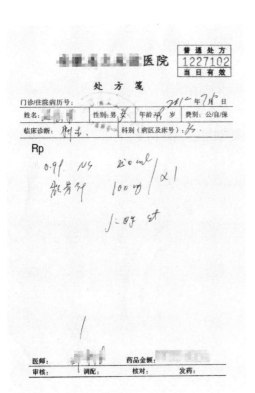

图7-3　不规范处方

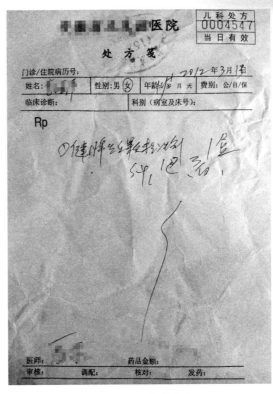

图7-4　不规范处方

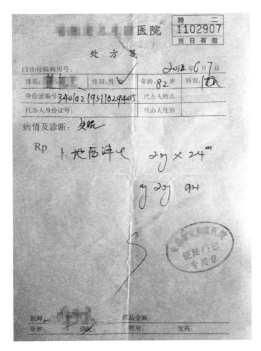

图7-5　不规范处方

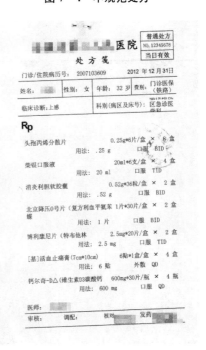

图7-6　不规范处方

处方点评：

图 7-2 处方：开具处方未写临床诊断。

图 7-3 处方：未使用药品规范名开具处方。

图 7-4 处方：处方的前记内容缺项。

图 7-5 处方：开具精神药品处方未执行国家有关规定的；无审核及核对药师签名。

图 7-6 处方：单张门诊处方超过五种药品；门诊处方超过 7 日用量。

2. 判断为不适宜处方情况

（1）适应证不适宜的；

（2）遴选的药品不适宜的；

（3）药品剂型或给药途径不适宜的；

（4）无正当理由不首选国家基本药物的；

（5）用法、用量不适宜的；

（6）联合用药不适宜的；

（7）重复给药的；

（8）有配伍禁忌或者不良相互作用的；

（9）其他用药不适宜情况的。

不适宜处方见图 7-7、图 7-8、图 7-9、图 7-10。

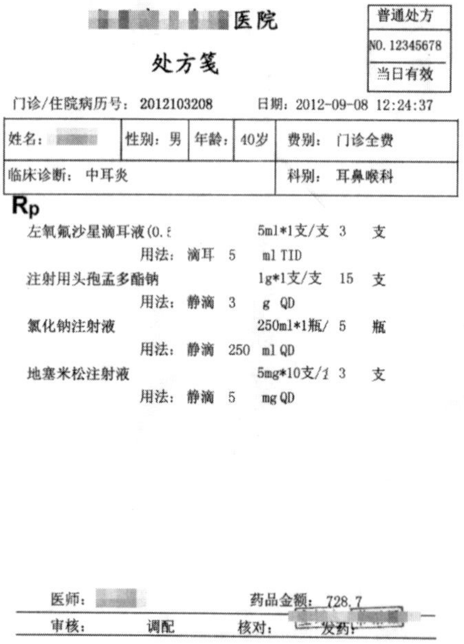

████ ███ 医院	普通处方
处方笺	NO. 12345678
	当日有效

门诊/住院病历号：2012103208	日期：2012-09-08 12:24:37
姓名：██████ 性别：男 年龄：40岁	费别：门诊全费
临床诊断：中耳炎	科别：耳鼻喉科

Rp

左氧氟沙星滴耳液(0.8　　　5ml*1支/支　3　支
　　用法：滴耳　5　ml TID

注射用头孢孟多酯钠　　　1g*1支/支　15　支
　　用法：静滴　3　g QD

氯化钠注射液　　　　　250ml*1瓶/　5　瓶
　　用法：静滴　250　ml QD

地塞米松注射液　　　　5mg*10支/1 3　支
　　用法：静滴　5　mg QD

医师：████　　　药品金额：728.7█

审核：　调配：　核对：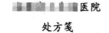发药：

图 7-7　不适宜处方

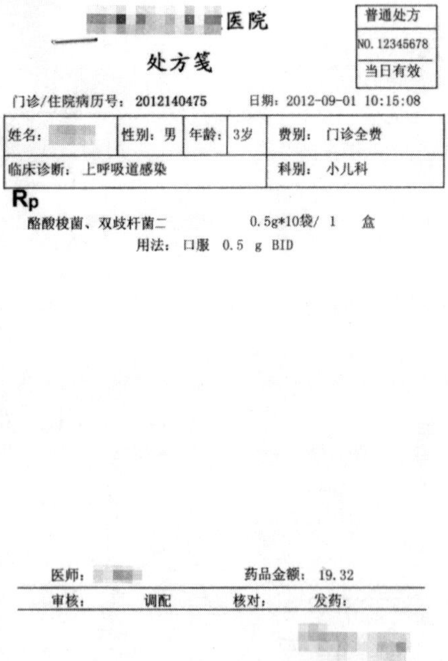

████ ███ 医院	普通处方
处方笺	NO. 12345678
	当日有效

门诊/住院病历号：2012140475	日期：2012-09-01 10:15:08
姓名：██████ 性别：男 年龄：3岁	费别：门诊全费
临床诊断：上呼吸道感染	科别：小儿科

Rp

酪酸梭菌、双歧杆菌二　　　0.5g*10袋/　1　盒
　　用法：口服　0.5　g BID

医师：████　　　药品金额：19.32

审核：　调配：　核对：　发药：

图 7-8　不适宜处方

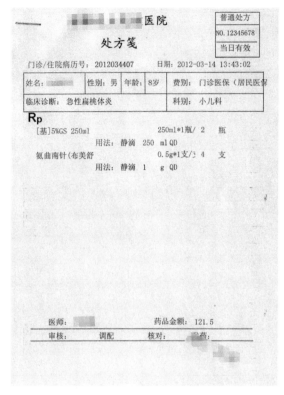

图 7-9 不适宜处方

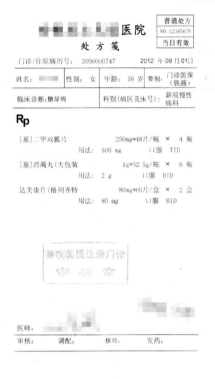

图 7-10 不适宜处方

处方点评:

图 7-7 处方:用法用量不适宜和适应证不适宜。头孢孟多酯钠成人通常剂量是 0.5～1.0g/4～8 小时,该处方中头孢孟多酯钠静滴的用法用量是 3g QD,不适宜;该处方诊断为中耳炎,静脉使用地塞米松为适应证不适宜。

图 7-8 处方:适应证不适宜。处方诊断为上呼吸道感染,处方开具治疗急慢性腹泻和消化不良的酪酸梭菌、双歧杆菌二联活菌散。

图 7-9 处方:遴选药品不适宜和用法用量不适宜。处方诊断是急性扁桃体炎,急性扁桃体炎的病原菌主要是革兰阳性球菌,而氨曲南是用于治疗革兰阴性菌感染,所以遴选药品不适宜;氨曲南的半衰期是 1.5～2 小时,处方中 QD 给药不适宜。

图 7-10 处方:重复用药。处方中消渴丸为中成药,主要成分是格列本脲,它与格列齐特同属于磺酰脲类降糖药,所以是重复用药。

3. 判断为超常处方情况

(1) 无适应证用药;

(2) 无正当理由开具高价药的;

(3) 无正当理由超说明书用药的;

(4) 无正当理由为同一患者同时开具 2 种以上药理作用相同药物的。

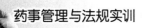

超常处方见图 7-11、图 7-12。

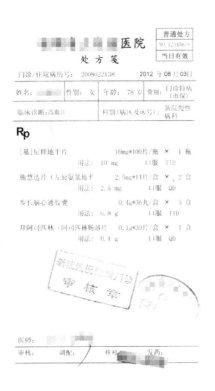

图 7-11　超常处方　　　　　　　　图 7-12　超常处方

处方点评:

图 7-11 处方:无正当理由同时开具 2 种钙离子拮抗药尼群地平片和左旋氨氯地平片。

图 7-12 处方:超说明书用药。灯盏花素静脉注射的成人常用量为一次 20~50 mg,一日 1 次,该处方中灯盏花素一次用 100 mg,为超说明书用药。

三、实训所需

1. 专业资料　《处方管理办法》(卫生部令第 53 号)、《医疗机构药事管理规定》、《医院处方点评管理规范(试行)》、《中药处方格式及书写规范》以及药品说明书等。

2. 硬件设备　计算机、打印机等。

四、实训要点

(一)实训安排

1. 将学生分成若干小组,每组 5 人左右。

2. 每组随机等间距抽取不同时间内的门诊处方数 10 例以上。

3. 填写《处方点评工作表》(表 7-1),对点评结果做好书面记录。

4. 召开班级讨论会,每小组派一名代表汇报点评结果情况。

5. 实训考核　门诊处方点评实训考核见表7-2。

（二）实训注意

1. 利用网络资源查阅相关疾病诊治指南、药物临床应用指导原则和专家共识等更新点评方法。

2. 处方点评坚持科学、公正、务实的原则。

（三）实训流程

门诊处方点评实训流程如图7-13所示。

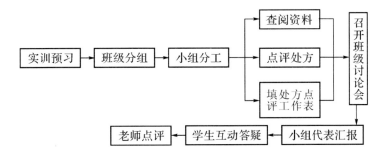

图7-13　门诊处方点评实训流程图

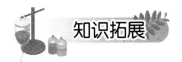 知识拓展

中药注射剂临床使用基本原则

1. 选用中药注射剂应严格掌握适应证,合理选择给药途径。能口服给药的,不选用注射给药;能肌内注射给药的,不选用静脉注射或滴注给药。必须选用静脉注射或滴注给药的应加强监测。

2. 辨证施药,严格掌握功能主治。临床使用应辨证用药,严格按照药品说明书规定的功能主治使用,禁止超功能主治用药。

3. 严格掌握用法用量及疗程。按照药品说明书推荐剂量、调配要求、给药速度、疗程使用药品。不超剂量、过快滴注和长期连续用药。

4. 严禁混合配伍,谨慎联合用药。中药注射剂应单独使用,禁忌与其他药品混合配伍使用。谨慎联合用药,如确需联合使用其他药品时,应谨慎考虑与中药注射剂的间隔时间以及药物相互作用等问题。

5. 用药前应仔细询问过敏史,对过敏体质者应慎用。

6. 对老人、儿童、肝肾功能异常患者等特殊人群和初次使用中药注射剂的患者应慎重使用,加强监测。对长期使用的在每疗程间要有一定的时间间隔。

思考题

1. 处方点评的目的是什么？

2. 不合理处方包括几种情况？

3. 处方点评的依据有哪些？

表 7 - 1　处方点评工作表

医疗机构名称：
点评人：
填表日期：

序号	处方日期（年月日）	年龄（岁）	诊断	药品品种	抗菌药（0/1）	注射剂（0/1）	国家基本药物品种数	药品通用名数	处方金额	处方医师	审核、调配药师	核对、发药药师	是否合理（0/1）	存在问题（代码）
1														
2														
3														
4														
5														
							……							
总计				A=	C=	E=	G=	I=	K=				O=	
平均				B=					L=				P=	
%					D=	F=	H=	J=						

注:

1. 有＝1　无＝0;结果保留小数点后一位。

A:用药品种总数;

B:平均每张处方用药品种数 ＝ A/处方总数;

C:使用抗菌药的处方数;

D:抗菌药使用百分率＝ C/处方总数;

E:使用注射剂的处方数;

F:注射剂使用百分率＝ E/处方总数;

G:处方中基本药物品种总数;

H:国家基本药物占处方用药的百分率＝ G/A;

I:处方中使用药品通用名总数;

J:药品通用名占处方用药的百分率＝I/A;

K:处方总金额;

L:平均每张处方金额＝K/处方总数。

O:合理处方总数;

P:合理处方百分率:O/处方总数

2. 存在问题代码

(1) 不规范处方:

1—1　处方的前记、正文、后记内容缺项,书写不规范或者字迹难以辨认的;

1—2　医师签名、签章不规范或者与签名、签章的留样不一致的;

1—3　药师未对处方进行适宜性审核的(处方后记的审核、调配、核对、发药栏目无审核调配药师及核对发药药师签名,或者单人值班调剂未执行双签名规定);

1—4　新生儿、婴幼儿处方未写明日、月龄的;

1—5　西药、中成药与中药饮片未分别开具处方的;

1—6　未使用药品规范名称开具处方的;

1—7　药品的剂量、规格、数量、单位等书写不规范或不清楚的;

1—8　用法、用量使用"遵医嘱"、"自用"等含糊不清字句的;

1—9　处方修改未签名并注明修改日期,或药品超剂量使用未注明原因和再次签名的;

1—10　开具处方未写临床诊断或临床诊断书写不全的;

1—11　单张门急诊处方超过五种药品的;

1—12　无特殊情况下,门诊处方超过 7 日用量,急诊处方超过 3 日用量,慢性病、老年病或特殊情况下需要适当延长处方用量未注明理由的;

1—13　开具麻醉药品、精神药品、医疗用毒性药品、放射性药品等特殊管理药品处方未执行国家有关规定的;

1—14　医师未按照抗菌药物临床应用管理规定开具抗菌药物处方的;

1—15　中药饮片处方药物未按照"君、臣、佐、使"的顺序排列,或未按要求标注药物调剂、煎煮等特殊要求的。

(2) 用药不适宜处方:

1—1　适应证不适宜的;

1—2　遴选的药品不适宜的;

1—3　药品剂型或给药途径不适宜的;

1—4　无正当理由不首选国家基本药物的;

1—5　用法、用量不适宜的;

1—6　联合用药不适宜的;

1—7　重复给药的;

1—8　有配伍禁忌或者不良相互作用的;

1—9　其他用药不适宜情况的。

(3) 出现下列情况之一的处方应当判定为超常处方:

1—1　无适应证用药;

1—2　无正当理由开具高价药的;

1—3　无正当理由超说明书用药的;

1—4　无正当理由为同一患者同时开具 2 种以上药理作用相同药物的。

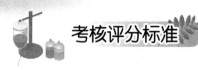

表 7-2 门诊处方点评实训考核表

班级：　　　　　　姓名：　　　　　　学号：　　　　　　得分：

项　目	分值	实训考核指标	得分及扣分依据
处方要求 （20分）	10	处方数量符合要求	
	10	处方抽取方法科学	
点评情况 （50分）	5	小组分工合理	
	5	点评内容包含前记、正文、后记	
	10	点评方法科学、分析准确	
	10	点评结果正确、有依据	
	10	处方点评工作表填写规范	
	10	记录完整	
汇报情况 （30分）	5	语言表达清晰流畅	
	5	专业用语规范	
	10	点评结论正确	
	10	有总结	
总　分			

监考教师：　　　　　　　　　　　　　　　考核时间：

（杨冬梅　刘　俊）

实训八 "珍爱生命 远离毒品"主题演讲

实训目标

1. 掌握"特殊管理药品的管理"的相关专业知识。
2. 学会"珍爱生命 远离毒品"演讲素材和信息来源的收集方法。
3. 了解毒品和麻醉药品、精神药品的区别及毒品的危害。

实训内容

一、实训目的

通过查阅相关的专业资料,撰写主题演讲稿并进行"珍爱生命,远离毒品"主题演讲,巩固学生"特殊管理药品的管理"知识,特别是麻醉药品和精神药品管理的专业知识,认识麻醉药品和精神药品滥用的危害,从而提高"珍爱生命,远离毒品"的思想意识,学会自我防范。

二、实训相关知识

(一)麻醉药品、精神药品和毒品

麻醉药品是指对中枢神经有麻醉作用,连续使用、滥用或者不合理使用,易产生身体依赖性和精神依赖性,能成瘾癖的药品。精神药品指直接作用于中枢神经系统,使之兴奋或抑制,连续使用可以产生依赖性的药品,并依据对人体产生依赖性和危害人体健康的程度,分为第一类和第二类。一旦超范围使用此类药品即可成为毒品,因此它的贮存、使用应认真管理,严禁滥用。根据国际公约有关规定,不以医疗为目的,非法使用或滥用的麻醉药品和精神药品即属于毒品。

《中华人民共和国刑法》第357条规定,毒品是指鸦片、海洛因、甲基苯丙胺(冰毒)、吗啡、大麻、可卡因以及国家规定管制的其他能够使人形成瘾癖的麻醉药品和精神药品。各种毒品药丸见图 8-1(见彩插),它可以损害人的大脑,影响中枢神经系统功能、血液循环及呼吸系统功能,还会影响正常生殖能力,并使人体免疫功能下降,吸毒的人容易感染各种疾病,严重的则丧失劳动能力,以至死亡。

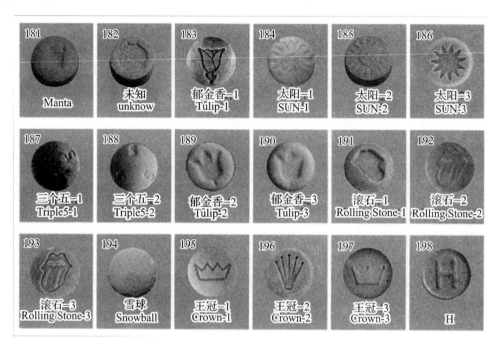

图 8-1　各种毒品药丸

(二)主题演讲

主题演讲是在药学专业教师指导下,由学生分组讨论、查找资料、撰写演讲稿并进行演讲的过程。它为药学专业学生提供了一个学习交流的专业平台。近年来随着信息技术的不断发展和学术需求,主题演讲开展次数增加的同时质量也逐步提高,不仅为广大师生提供有关药物知识,提倡合理用药,也为药学专业学生提供了展示自身专业理论知识、提升自我价值的平台。本次主题演讲应该侧重于报道毒品相关理论知识和案例,具有教育性、学术性和普及性的特点。

演讲通常包括开场白、正文、结尾三部分。开场白是演讲中很重要的部分。好的开场白能够紧紧地抓住听众的注意力,为整场演讲的成功打下基础。常用的开场白有点明主题、交代背景、提出问题等。不论哪种开场白,目的都是使听众立即了解演讲主题、引入正文、引起思考等。

正文也是整篇演讲的主体。主体必须有重点、有层次、有中心语句。演讲主体的层次安排可按时间或空间顺序排列,也可以平行并列、正反对比、逐层深入。由于演讲材料是通过口头表达的,为了便于听众理解,内容应上下连贯,有适当的过渡和照应。

结尾是演讲内容的收束,它起着深化主题的作用。结尾的方法有归纳法、引文法、反问法等。归纳法是概括一篇演讲的中心思想,总结强调主要观点;引文法则是引用名言警句,升华主题、留下思考;反问法是以问句引发听众思考和对演讲者观点的认同。此外,演讲稿的结尾也可

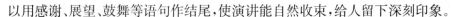

以用感谢、展望、鼓舞等语句作结尾,使演讲能自然收束,给人留下深刻印象。

(三)演讲内容

本次演讲主题"珍爱生命 远离毒品"是国家禁毒委提出的禁毒口号。演讲内容主要围绕毒品的概念及种类、毒品的危害和如何提高自我防范意识等方面内容展开,《中华人民共和国药品管理法》第三十五条规定,国家对麻醉药品、精神药品、医疗用毒性药品、放射性药品实行特殊管理,以保证其合法、合理使用,正确发挥其防治疾病的作用。其中,不以医疗为目的,非法使用或滥用的麻醉药品和精神药品即属于毒品。毒品危害包括对身体的危害、心理的危害、对家庭的危害、对社会的危害等。作为药学专业学生,要结合专业知识,突出毒品对身体的危害主要表现在毒性反应、戒断反应、精神障碍与变态和感染性疾病等方面,提高远离毒品自我防范意识。

(四)查阅资料

充分利用专业期刊、报刊、网络等资源,撷取相关信息。网络资料应注意其信息的真实性,比较常用的国内医药学网站有卫生和计划生育委员会、国家食品药品监督管理总局、中华医学会、中国药物警戒、丁香园、中国临床药师论坛等。也可以从国外医药学报刊、网站翻译一些前沿知识,或者国外指南性质的文献等。

三、实训所需

1. 专业资料 《麻醉药品和精神药品管理条例》、《中国药物依赖性杂志》、《中国药物滥用防治杂志》、《药物不良反应杂志》、《中国临床药学杂志》、《演讲与口才》和《健康报》等。

2. 网络资源 国家卫生和计划生育委员会、国家食品药品监督管理总局、中华医学会、中国药物警戒等网站。

3. 硬件设备 计算机、打印机等。

四、实训要点

(一)实训安排

1. 班级分组 每组5人左右,小组成员分工。

2. 查阅相关文献、网页、杂志及报纸,收集资料。

3. 整理、分析、总结已收集信息,并制作成PPT。

4. 开展主题演讲,每组选派1名同学上台演讲。

5. 互动环节,参会同学自由提问,小组成员解答。

6. 老师点评。

7. 实训考核,"珍爱生命 远离毒品"主题演讲实训考核见表8-1。

(二)实训注意

1. 把握本次演讲主题的定位,侧重于适当的真实案例的报道,具有普及性、学术性等特点。

2. 充分利用专业期刊文献、报刊、网络等资源查阅资料,体现演讲稿真实、全面、严谨等的特点。

（三）实训流程

"珍爱生命　远离毒品"主题演讲实训流程如图 8-2 所示。

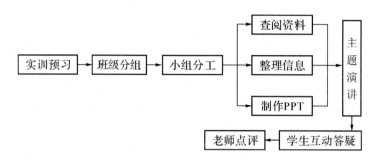

图 8-2　"珍爱生命　远离毒品"主题演讲实训流程图

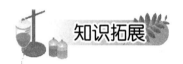

国际禁毒日

6月26日是国际禁毒日。世界范围的毒品蔓延泛滥，已成为严重的国际公害。据联合国统计，全世界每年毒品交易额达 5 000 亿美元以上，是仅次于军火交易的世界第二大宗买卖。20 世纪 80 年代，全世界因吸毒造成 10 万人死亡。毒品不仅严重摧残人类健康，危害民族素质，助长暴力和犯罪，而且吞噬巨额社会财富。对于发展中的国家来说，毒品造成的损失和扫毒所需要的巨额经费更是沉重的负担。

1987 年 6 月 12 日至 26 日，联合国在维也纳召开有 138 个国家的 3 000 多名代表参加的麻醉品滥用和非法贩运问题部长级会议。会议提出了"爱生命，不吸毒"的口号。与会代表一致同意将每年的 6 月 26 日定为"国际禁毒日"，即国际反毒品日，以引起世界各国对毒品问题的重视，同时号召全球人民共同来解决毒品问题。

 思考题

1. 为何进行"珍爱生命，远离毒品"主题演讲？

2. 麻醉药品、精神药品和毒品有何区别?

3. 如何提高远离毒品自我防范意识?

 考核评分标准

表 8-1 "珍爱生命 远离毒品"主题演讲实训考核表

班级: 姓名: 学号: 得分:

项 目	分值	实训考核指标	得分及扣分依据
演讲风格 (20分)	10	切合主题	
	10	语言流畅,具有启发性和感染力	
演讲内容 (60分)	10	毒品的概念、分类和常见品种	
	10	强调毒品的危害	
	5	国家打击毒品交易和使用的相关法律法规	
	10	适当的案例介绍(反面和正面案例)	
	10	远离毒品的方法	
	10	案例来源真实、准确、有标注	
	5	结尾表现主题	
课件制作 (20分)	10	文字简明扼要	
	10	图片清晰,感官性强	
总 分			

监考教师: 考核时间:

(何晓丽)

实训九　药品标签和说明书实例讨论分析

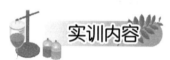

实训目标

1. 掌握《药品管理法》和《药品说明书和标签管理规定》中对药品标签和药品说明书的文字、内容及格式等管理规定。

2. 学会识别药品内标签、外标签和药品说明书。

实训内容

一、实训目的

通过对药品标签和说明书实例的讨论分析,熟悉药品标签、说明书的文字、格式和内容要求,掌握药品标识物管理的法规规定,并能应用相关法律法规判别其是否规范。

二、实训相关知识

(一)药品标签及说明书相关规定

在中华人民共和国境内上市销售的药品其说明书和标签由国家食品药品监督管理总局(SFDA)予以核准。不得擅自增加或删改原批准内容。

药品标签:药品包装必须按照规定印有或贴有标签。药品标签应当以说明书为依据,其内容不得超出说明书的范围,不得印有暗示疗效、误导使用和不适当宣传产品的文字和标识。药品包装不得夹带其他任何介绍或宣传产品、企业的文字、音像及其他资料。

药品说明书:内容应当以SFDA核准或获准修改的药品说明书为准,不得擅自增加和删改原批准的内容。药品生产企业供上市销售的最小包装必须附有说明书。

(二)药品标签和说明书的形式和内容

1. **药品标签**　分为内标签和外标签。

（1）内标签：应当包含药品通用名称、适应证或者功能主治、规格、用法用量、生产日期、产品批号、有效期、生产企业等内容。

内标签因包装尺寸过小无法全部标明上述内容的，至少应当标注药品通用名称、规格、产品批号、有效期等内容；因特殊情况内标签印制通用名称、规格、生产批号和有效期确有困难的，药品生产企业应当向国家食品药品监督管理总局提出申请，同意后方可减少标注内容。中药内标签见图9-1，化学药品内标签见图9-2。

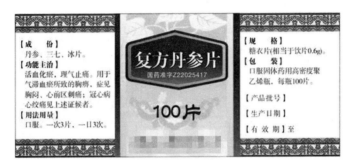

图9-1 复方丹参片内标签

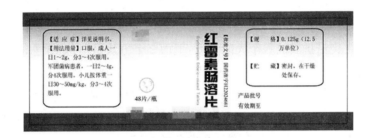

图9-2 红霉素肠溶片内标签

（2）外标签：应当注明药品通用名称、成分、性状、适应证或者功能主治、规格、用法用量、不良反应、禁忌、注意事项、贮藏、生产日期、产品批号、有效期、批准文号、生产企业等内容。

适应证或者功能主治、用法用量、不良反应、禁忌、注意事项不能在外标签全部注明的，应当标出主要内容并注明"详见说明书"字样。化学药品外标签见图9-3，中药外标签见图9-4。

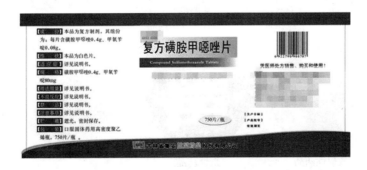

图9-3 复方磺胺甲噁唑片外标签

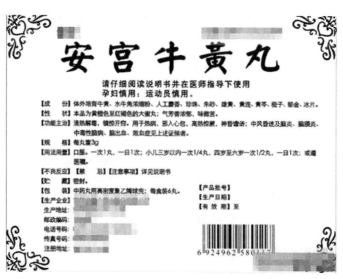

图9-4 安宫牛黄丸大盒底签

(3) 专用标识的管理:麻醉药品、精神药品、医疗用毒性药品、放射性药品、外用药品和非处方药品等国家规定有专用标识的药品,标签必须印有规定的标识。麻醉药品的标志:蓝色正方形内有白色的圆形,圆形内有一个"麻"字。并有2道白色横条。精神药品的标志:由2个白色和2个绿色的小方块交错拼成的一个大的方形,上面2个方块是白色、绿色,下面2个方块是绿色、白色。"精神药品"4个字分别在4个小方块内,白色方块内是绿字,绿色方块内是白字。毒性药品的标志:黑色的圆形内有一个白色的"毒"字。放射性药品的标志:大的圆形内套一个红色小圆形,红色小圆形有黄色的边,大圆形是由红、黄相间的颜色组成,分成6均份,红、黄各3份。外用药品的标志:红色的正方形内有一个白色的"外"子。非处方药品的标志:红色横的椭圆形内有"OTC"三个字母,是甲类非处方药。绿色横的椭圆形内有"OTC"三个字母,是乙类非处方药,各种药品专用标识见图9-5(彩插)。

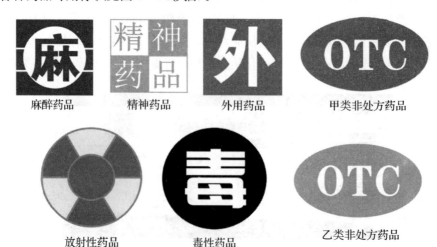

图9-5 各种药品专用标识

2. 药品说明书

(1) 药品说明书的文字：表述应当科学、规范、准确。标识应当清楚醒目。文字应当使用国家语言文字工作委员会公布的规范化汉字，增加其他文字对照的，应当以汉字表述为准，加注警示语。非处方药说明书(OTC)应使用容易理解的文字表述，使患者自行判断、选择和使用。

(2) 药品说明书应包含的基本内容：药品名称，成分，性状，适应证，规格，用法用量，不良反应，禁忌，注意事项，孕妇及哺乳期妇女用药，儿童用药，老年人用药，药物相互作用，药物过量，临床试验，药理毒理，药代动力学，贮藏，包装，有效期，执行标准，批准文号，生产企业等。

药品说明书内容应列出全部活性成分或组方中的全部中药药味。注射剂和非处方药应列出所用的全部辅料名称。药品处方中含有可能引起严重不良反应成分或者辅料的，应当予以说明。中药药品说明书见图 9‑6，化学药品说明书见图 9‑7。

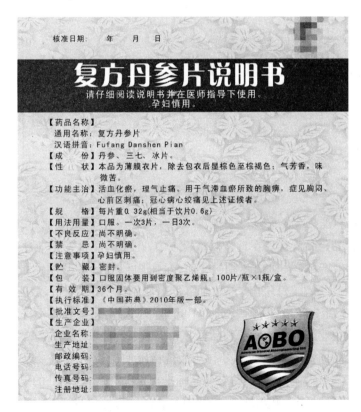

图 9‑6　复方丹参片说明书

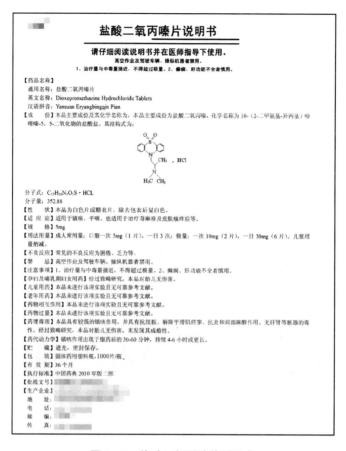

图 9-7　盐酸二氧丙嗪片说明书

（三）药品标签和说明书实例讨论分析

案情简介：某食品药品监管局在日常监督检查中，在 B 药品批发企业冰箱内发现该企业购进 A 药品生产企业生产的"人血白蛋白"99 瓶，每瓶内包装标签载明："批准文号：国药准字 S1097008，规格：20％·5g"。每瓶内装"人血白蛋白使用说明书"一份，载明："批准文号：国药准字 S1097009，规格：蛋白浓度 20％，装量为 10g/瓶"，明显与包装标签不符。

问题：试分析该企业的行为违反了药品标签和说明书管理哪些规定？

分析：本案中药品标签上的批准文号与药品规格跟使用说明书不一致，违反了《药品管理法》第四十九条第三款第六项"其他不符合药品标准规定的"按劣药论处的规定，还违反了《药品包装、标签和说明书管理规定》第九条第一款"内包装标签与外包装标签内容不得超出国家药品监督管理局批准的药品说明书所限定的内容；文字表达应与说明书保持一致"的规定。

三、实训所需

1. 专业资料　《药品管理法》《药品说明书和标签管理规定》以及中药、化学药品等常用药品标签和说明书等。

2. 硬件设备 计算机、打印机等。

四、实训要点

（一）实训安排

1. 班级分组 每组 5 人左右，小组内部分工。

2. 分别收集不少于 10 种中药、化学药品的标签和说明书，其中外用和非处方药专用标识不少于 2 种。

3. 依据《药品管理法》和《药品说明书和标签管理规定》等相关法规内容，对标签、说明书进行比较、分析。

4. 对比较、分析和讨论情况写出总结，总结 1 000～2 000 字，一周内将总结提交老师，小组所有成员签名。

5. 召开班级讨论会，每组选派 1 名同学发言。

6. 老师点评。

7. 实训考核 药品标签和说明书实例讨论分析实训考核见表 9 - 1。

（二）实训注意

1. 药品类别和药品剂型选择要有代表性。

2. 对需要专用标识的"特殊管理的药品"的标签或药品说明书收集不做要求。

（三）实训流程

药品标签和说明书实例讨论分析实训流程如图 9 - 8 所示。

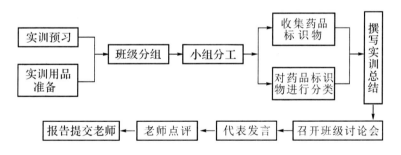

图 9 - 8 药品标签和说明书实例讨论分析实训流程图

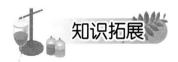

中国药品电子监管码

中国药品电子监管码是对药品实施电子监管，为每件最小销售包装单位的药品赋予的电子

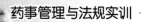
标识标签。每件药品的电子监管码唯一,即"一件一码"。

目前国家食品药品监督管理总局开始启用的电子监管码为 20 位,电子监管码是由一组规则排列的线条与空白以及对应数字字符"码"按照一定的编码规则组合起来的表示一定信息的药品标识符号。"条"与"空"分别由深浅不同、而且满足一定光学对比度要求的两种颜色表示,"条"为深色,"空"为浅色,这种"条""空"和相对应的字符"码"代表相同的信息,前者供扫描器读识,后者供人直接读识或者通过键盘向计算机输入数据使用。消费者可以从中获得的信息有:药品通用名、剂型、规格;生产企业、生产日期、生产批号、有效期等。

思考题

1. 我国对药品标签、说明书的格式和内容有哪些基本要求?

2. 国家规定有专用标识的药品有哪些?

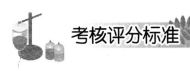 考核评分标准

表9-1 药品标签和说明书实例讨论分析实训考核表

班级： 姓名： 学号： 得分：

项 目	分值	实训考核指标	得分及扣分依据
总结 （50分）	10	收集药品标签和说明书数量符合要求	
	10	类别包含中药、化学药品,剂型不少于三种	
	10	总结字数符合要求	
	10	对药品标签和说明书有比较、有讨论、有分析	
	5	找出药品标签和说明书存在问题	
	5	对存在问题依据相关法律法规具体条款进行分析	
讨论会 小组表现 （50分）	20	小组发言代表语言流畅,思路清晰,主题明确	
	20	小组成员积极配合,体现团队合作	
	10	总结和体会	
总 分			

监考教师： 考核时间：

（张 帆）

实训十　药品广告批准文号的审批

实训目标

1. 掌握药品广告批准文号的受理与审查程序。
2. 熟悉相关的审批部门的主要职责。
3. 了解违法药品广告的监督和相应的法律责任。

实训内容

一、实训目的

通过角色扮演法模拟药品广告批准文号的审核批准过程,掌握药品广告批准文号的审核过程、审查发布标准、审查办法;熟悉对违法药品广告的监督管理、法律责任;了解药品广告批准文号的格式、有效期,使学生加深理解课堂教学的内容。

二、实训相关知识

（一）药品广告概念和界定

凡利用各种媒介或者形式发布的广告含有药品名称、药品适应证（功能主治）或者与药品有关的其他内容的,为药品广告,应当按照相关规定进行审查。非处方药仅宣传药品名称（含药品通用名称和药品商品名称）的,或处方药在指定医学药学专业刊物上仅宣传药品名称（含药品通用名称和药品商品名称）的,无需审查。

（二）药品广告审查的相关知识

1. 药品广告监督、审查机关　省、自治区、直辖市药品监督管理部门是药品广告审查机关,负责本行政区域内药品广告的审查工作。县级以上工商行政管理部门是药品广告的监督管理机关。

2. 申请药品广告批准文号的审查依据　通过药品广告审查方可获得药品广告批准文号，审查依据：①《广告法》；②《药品管理法》；③《药品管理法实施条例》；④《药品广告审查发布标准》；⑤国家有关广告管理的其他规定。药品广告，符合以上法律法规及有关规定的，方可通过审查。

3. 申请药品广告批准文号的程序　发布药品广告，应当向药品生产企业所在地省、自治区、直辖市人民政府药品监督管理部门报送有关材料。省、自治区、直辖市人民政府药品监督管理部门应当自收到有关材料之日起10个工作日内作出是否核发药品广告批准文号的决定；对审查合格的药品广告，核发药品广告批准文号的，应当同时报国务院药品监督管理部门备案。并将审批的《药品广告审查表》送同级广告监督管理机关（同级人民政府工商行政管理部门）备案。具体办法由国务院药品监督管理部门制定。

发布进口药品广告，应当依照前款规定向进口药品代理机构所在地省、自治区、直辖市人民政府药品监督管理部门申请药品广告批准文号。

在药品生产企业所在地和进口药品代理机构所在地以外的省、自治区、直辖市发布药品广告的，发布广告的企业应当在发布前向发布地省、自治区、直辖市人民政府药品监督管理部门备案。

4. 申请药品广告批准文号需提供审查资料　①药品生产企业《药品生产许可证》复印件或《药品经营许可证》复印件；②药品生产企业《营业执照》复印件；③如申请人是药品经营企业的，需要提供药品生产企业同意其作为申请人的证明文件原件；④代办人代为申请药品广告批准文号的，应提交申请人的委托书原件和代办人的《营业执照》复印件；⑤药品批准证明文件复印件、批准的说明书复印件和实际使用的说明书及标签；⑥非处方药广告需提交非处方药品审核登记证书复印件或相关证明文件的复印件；⑦申请进口药品广告批准文号的，应提交进口药品代理机构的相关资格证明文件的复印件；⑧广告中涉及药品商品名称、注册商标、专利等内容的，应提交相关文件的证明文件的复印件及其他证明广告内容真实性的证明文件。

药品广告审查表

药品名称：

通用名称 ____________

（商品名称） ____________

广告类别：视☐　声☐　文☐

药品分类：处方药☐　非处方药☐

申请人____________

代办人（盖章）____________

审查机关____________

图10-1　药品广告审查表

药品广告批准文号申请表及需提供资料目录表格见图10-1和图10-2。

序号	证明文件目录（证明文件附后）
1	申请人营业执照
2	药品生产许可证
3	药品经营许可证
4	药品注册批件
5	批准的药品说明书
6	实际使用的药品说明书
7	实际使用的药品标签
8	药品生产企业委托书（药品经营企业作为申请人时）
9	进口药品注册证
10	医药产品注册证
11	药品商品名称批准文件
12	非处方药品审核登记证书
13	商标注册证
14	专利证明文件
15	法律法规规定的其他确认药品广告内容真实性的证明文件

图 10-2　药品广告证明文件目录

药品广告复审通知书

（　　　）第　　　号

广告申请人：＿＿＿＿＿＿＿＿＿

广告代办人：＿＿＿＿＿＿＿＿＿

药品名称：＿＿＿＿＿＿＿＿＿＿

药品广告批准文号：＿＿＿＿＿＿

（以下注明复审的理由）

（此处加盖审查机关专用章）

年　　月　　日

备注：　本文书一式二份，一份存档备查，一份交广告申请人或广告代办人。

图 10-3　药品广告复审通知书

5. 申请药品广告批准文号不予受理的情形　①提供虚假材料，申请药品广告审批，被药品广告审查机关在受理时发现的，1年内不受理该企业、该品种的广告审批申请。②提供虚假材料，申请药品广告审批，获得药品广告批准文号，药品广告审查机关在发现后应撤销该药品广告批准文号，3年内不受理该企业、该品种的广告审批申请。③篡改经批准的药品广告内容进行虚假宣传的，由药品广告监督管理部门责令立即停止该药品的广告发布，同时撤销该药品的广告批准文号，1年内不受理该药品的广告审批申请。④撤销药品广告批准文号行政程序正在执行中的。

药品广告批准文号复审通知书及备案意见书见图 10-3 和图 10-4。

药品广告备案意见书

（　　　）第　　　号

＿＿＿＿＿＿＿食品药品监督管理局：

现发现，＿＿药广审（　　　）第＿＿＿＿＿号备案的广告内容存在以下问题：

请销你局处理。

（此处加盖各地审查机关专用章）

年　　月　　日

备注：本文书一式三份，一份存档备查，一份送审批地食品药品监督管理局，一份抄报国家食品药品监督管理局。

图 10-4　药品广告备案意见书

违法药品广告移送通知书见图 10-5。

违法药品广告移送通知书

（　　　）药广移字（　　　）　　号

_____工商行政管理局广告监督管理部门：

经查实，_____年___月___日在（填写媒介名称、时段、版面）_____

_____发布的（填写药品生产企业名称）_____

_____的（填写药品名称）

广告，存在_____

违法问题。请依法处理。

特此通知

XXXX 食品药品监督管理局

（公章）

年　月　日

备注：本文书一式三份，一份存档备查，一份交同级工商行政管理部门，一份抄报上级食品药品监督管理部门。

图 10-5　违法药品广告通知书

6. 药品广告批准文号的格式及有效期　①药品广告批准文号的格式:药品广告批准文号为"×药广审（视）第 0000000000 号"、"×药广审（声）第 0000000000 号"、"×药广审（文）第 0000000000 号"。其中"×"为各省、自治区、直辖市的简称。"0"为由 10 位数字组成,前 6 位代表审查年月,后 4 位代表广告批准序号。"视"、"声"、"文"代表用于广告媒介形式的分类代号。②药品广告批准文号的有效期为 1 年,到期作废。

三、实训所需

1. 专业资料　《中华人民共和国广告法》、《药品广告审查办法》和《药品广告审查发布标准》。

2. 角色扮演法模拟药品广告批准文号的审核批准过程场所。

3. 模拟申请药品广告批准文号所报送的资料。

4. 网络资源　国家食品药品监督管理总局和所在地食品药品监督管理局等网站。

5. 硬件设备　计算机、打印机等。

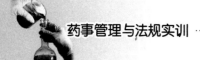

四、实训要点

（一）实训安排

1. 组织实训阶段

（1）将全班学生分成若干小组，每组以 6～8 人为宜。

（2）小组内推荐组织能力相对较强的一名学生任组长，负责组内工作的分工和协调。

（3）小组内推荐写作能力较强的一名学生，负责实训角色扮演剧本的撰写工作。

（4）小组内推荐电脑操作能力较强的一名学生，负责制作本组剧本的 PPT、角色扮演的配乐、角色扮演的背景图片等。

（5）小组内推荐擅长表演的学生若干名，负责排演药品广告审批的小品。

2. 角色分配阶段　根据需要设有药监部门管理人员、企业报送资料人员、资料准备人员等。

3. 剧情演绎阶段　以组为单位抽签决定表演的先后顺序，按事先编写的剧本当场进行表演；表演结束后，小组内成员对本组的表演进行总结；全班同学对其中的角色进行交流和讨论，指出其成功与不足之处，并说出自己的收获。

4. 总结评价阶段　以组为单位设计出药品广告批准文号审批的程序流程图，纸质稿全组成员签名。

要求每组学生 2 周内完成药品广告批准文号的审批流程图一份，做到清晰、简洁、明了，相关材料文字描述应全面，提交老师纸质版。

5. 实训考核，药品广告批准文号的审批实训考核见表 10-1。

（二）实训注意

1. 学生分组以自由组合为原则，但应考虑到彼此特长和爱好的互补性。

2. 涉及药品广告申请程序、资料准备等内容应由全组同学一起商榷。

3. 药品广告批准文号的审批流程图，一般要求用框架图表示，图中需要填写的具体材料的请用相关材料表述，并在流程图下面注明该相关材料具体包含哪些材料。

（三）实训流程

药品广告批准文号的审批实训流程如图 10-6 所示。

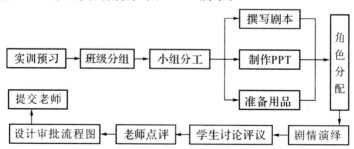

图 10-6　药品广告批准文号的审批实训流程图

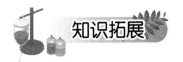

知识拓展

不得发布和限制发布广告的药品

《中华人民共和国广告法》规定不得发布广告的药品有:麻醉药品、精神药品、医疗用毒性药品、放射性药品;医疗机构配制的制剂;军队特需药品;国家食品药品监督管理总局依法明令停止或者禁止生产、销售和使用的药品;批准试生产的药品。《中华人民共和国药品管理法》规定处方药可以在卫生部和国家食品药品监督管理局共同指定的医学、药学专业刊物上发布广告,但不得在大众传播媒介发布广告或者以其他方式进行以公众为对象的广告宣传。为了配合此政策的推行,国家药品监督管理局先后数次下文对其做了规定。此外,不得以赠送医学、药学专业刊物等形式向公众发布处方药广告。

思考题

1. 申请药品广告批准文号应提交的材料有哪些?

2. 药品广告批准文号的审查依据是什么?

3. 对于异地申请药品广告批准文号的要求有哪些?

考核评分标准

表 10-1 药品广告批准文号的审批实训考核表

班级：　　　　　姓名：　　　　　学号：　　　　　得分：

项　目	分值	实训考核指标	得分及扣分依据
角色扮演 过程 （40分）	10	主要角色齐备	
	10	语言流利、清晰	
	20	剧情内容设计合理	
模拟申报 材料准备 （20分）	5	《药品生产许可证》模拟复印件	
	5	《药品经营许可证》模拟复印件	
	5	《营业执照》模拟复印件	
	5	其他相关证明文件的模拟复印件	
审批的程序 流程图 （40分）	10	审批的程序流程图表述	
	10	顺序合理无误	
	10	流程图结构清晰明了	
	10	需报送资料填写齐备	
总　分			

监考教师：　　　　　　　　　　　　　　　　考核时间：

（秦亚东）

实训十一　药品通用名、药品商品名及药品注册商标的调研

实训目标

1. 掌握药品知识产权保护和药品标识物等相关内容。
2. 学会识别药品标识物中的药品通用名、药品商品名及药品注册商标。

实训内容

一、实训目的

通过收集整理药品标识物并对其按药品通用名、药品商品名及药品注册商标归类整理,使学生能够运用相关专业知识对药品通用名、药品商品名及药品注册商标有所认识与区别,从而进一步巩固药品知识产权保护和药品标识物等理论知识。

二、实训相关知识

(一)医药知识产权的概念和种类

医药知识产权,是人们对在医药领域中所创造的一切智力劳动成果依法享有的权利的统称。按照知识产权的范围划分,医药知识产权大致有以下几种:①发明创造类:医药专利、未申请专利的新药及其他产品;②商标类;③版权类;④商业秘密;⑤原产地标记类。

(二)药品的通用名、商品名和注册商标

1. 药品的通用名　指药品通用名称(China Approved Drug Names,简称CADN),是药品的法定名称,由国家药典委员会按照《药品通用名称命名原则》组织制定并报卫生部备案的药品的法定名称,是同一种成分或相同配方组成的药品在中国境内的通用名称,具有强制性和约束性。凡上市流通的药品的标签、说明书或包装上必须要用通用名称。药品必须使用通用名称,其命名应当符合《药品通用名称命名原则》的规定,不可用作商标注册。已被药典收载的品种,

药品通用名应与药典相同；非药典收载的品种，其通用名须采用《中国药品通用名称》所规定的名称。

药品通用名称应当显著、突出，其字体、字号和颜色必须一致，并符合以下要求：

（1）对于横版标签，必须在上三分之一范围内显著位置标出；对于竖版标签，必须在右三分之一范围内显著位置标出。

（2）不得选用草书、篆书等不易识别的字体，不得使用斜体、中空、阴影等形式对字体进行修饰。

（3）字体颜色应当使用黑色或者白色，与相应的浅色或者深色背景形成强烈反差。

（4）除因包装尺寸的限制而无法同行书写的，不得分行书写。

药品通用名如图11-1中的"酚咖片"、图11-2中的"多潘立酮"和图11-3中的"厄贝沙坦"。

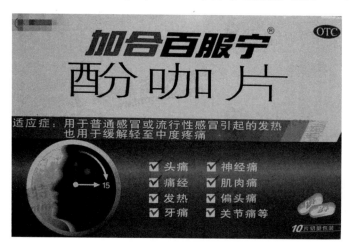

图11-1　药品通用名"酚咖片"

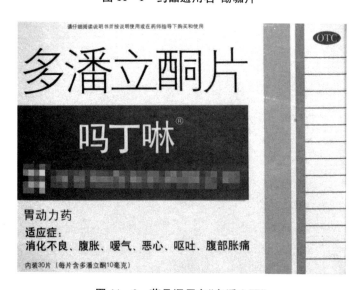

图11-2　药品通用名"多潘立酮"

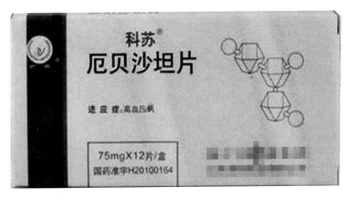

图 11-3　药品通用名"厄贝沙坦"

2. 药品的商品名　是指经国家药品监督管理部门批准的特定企业使用的该药品专用的商品名称,具有专有性质,不得仿用。在一个通用名下,由于生产厂家的不同,可有多个商品名称。药品商品名称必须符合国家食品药品监督管理局公布的药品商品名称的命名原则,并与药品批准证明文件的相应内容一致。

(1) 药品商品名称使用管理

1) 药品商品名称不得与通用名称同行书写,其字体和颜色不得比通用名称更突出和显著,其字体以单字面积计不得大于通用名称所用字体的二分之一。

2) 药品商品名称不得有夸大宣传、暗示疗效作用。应当符合《药品商品名称命名原则》的规定,并得到国家食品药品监督管理局批准后方可使用。

3) 药品商品名称的使用范围应严格按照《药品注册管理办法》的规定,除新的化学结构、新的活性成份的药物,以及持有化合物专利的药品外,其他品种一律不得使用商品名称。

4) 同一药品生产企业生产的同一药品,成份相同但剂型或规格不同的,应当使用同一商品名称。

5) 药品广告宣传中不得单独使用商品名称,也不得使用未经批准作为商品名称使用的文字型商标。

(2) 药品商品名称命名原则

1) 由汉字组成,不得使用图形、字母、数字、符号等标志。

2) 不得使用《中华人民共和国商标法》规定不得使用的文字。

3) 不得使用以下文字:①扩大或者暗示药品疗效的;②表示治疗部位的;③直接表示药品的剂型、质量、原料、功能、用途及其他特点的;④直接表示使用对象特点的;⑤涉及药理学、解剖学、生理学、病理学或者治疗学的;⑥使用国际非专利药名(INN)的中文译名及其主要字词的;⑦引用与药品通用名称音似或者形似的;⑧引用药品习用名称或者曾用名称的;⑨与他人使用的商品名称相同或者相似的;⑩人名、地名、药品生产企业名称或者其他有特定含义的词汇。

药品商品名如图 11-1 中的"加合百服宁"、图 11-2 中的"吗丁啉"和图 11-3 中的"科苏"。

3. 注册商标　是指国家工商行政管理局商标局依照法定程序核准注册的商标。注册商标享有使用某个品牌名称和品牌标志的专用权,品牌名称和品牌标志受到法律保护,其他任何企业都不得仿效使用。

国家对药品商标实行强制性注册管理,药品的商标注册管理和保护都必须遵守《中华人民共和国商标法》,药品商标经国家主管部门批准后即为药品的注册商标。《药品管理法》规定:除中药材、中药饮片外,药品必须使用注册商标;未经核准注册的,不得在市场销售。

药品说明书和标签中禁止使用未经注册的商标以及其他未经国家食品药品监督管理局批准的药品名称。药品标签使用注册商标的,应当印刷在药品标签的边角,含文字的,其字体单字面积不得大于通用名称所用字体的四分之一。

图 11-1、图 11-2 和图 11-3 中的药品注册商标分别如图 11-4、图 11-5 和图 11-6。

图 11-4　注册商标

图 11-5　注册商标

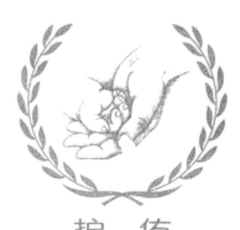

图 11-6　注册商标

三、实训所需

1. 专业资料　《药品管理法》、《药品说明书和标签管理规定》、《商标法》及《商标法实施条例》和《关于进一步规范药品名称管理的通知》等。

2. 网络资源　国家食品药品监督管理总局、国家卫生和计划生育委员会等网站。中国医药知识产权网站:www. pharm-ip. com。

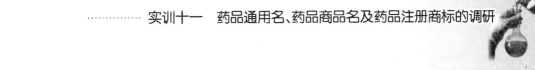

3. 硬件设备 计算机、打印机、相机等。

四、实训要点

(一)实训安排

1. 班级分组 每组 5 人左右,小组成员内部分工。

2. 以小组为单位,收集药品标识物。每小组收集药品的"药品通用名、药品商品名及药品注册商标"药品标识物不少于 10 种。

进口、合资和国产药品标识物各占一定比例,其中进口药品标识物非必须完成指标。

3. 对药品标识物按照药品通用名、药品商品名及药品注册商标整理、统计、分析并总结。

4. 每人完成字数在 1 000～2 000 字的调研报告 1 份,报告需注明调研时间、药品标识物收集渠道和参与人员等情况,反映药品通用名、药品商品名及药品注册商标的插图不少于 3 幅。调研结束后一周内提交老师。

5. 实训考核 药品通用名、药品商品名及药品注册商标的调研实训考核见表 11-1。

(二)实训注意

1. 熟悉专业资料中有关药品知识产权保护和药品标识物等相关内容。

2. 实训过程中注意交通安全及其他安全事项。

(三)实训流程

药品通用名、药品商品名及药品注册商标的调研实训流程如图 11-7 所示。

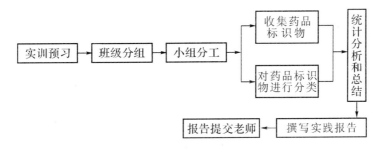

图 11-7 药品通用名、药品商品名及药品注册商标的调研实训流程图

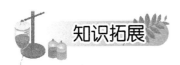

我国有关药品知识产权保护的法律和法规

1.《中华人民共和国商标法》:1982 年 8 月 23 日颁布,1993 年、2001 年两次修订,2001 年 12 月 1 日起施行新的《中华人民共和国商标法》。

2.《药品管理法》：1984年9月20日颁布，1985年7月1日施行，2001年12月1日起施行新的《药品管理法》。

3.《中华人民共和国专利法》：1985年4月1日第一部《专利法》实施，1992年、2000年、2008年三次修订，现行《中华人民共和国专利法》2009年10月1日起施行，2010年1月9日修订施行《专利法实施细则》。

4.《新药保护及技术转让的规定》：1987年3月24日卫生部发布实施，1999年5月1日起施行新的《新药保护和技术转让的规定》

5.《中药品种保护条例》：1992年10月14日国务院颁布，1993年1月1日起施行。

6.《药品行政保护条例》：1992年12月19日国家医药管理局发布，次年，原国家医药管理局发布及其实施细则，新《药品行政保护条例实施细则》2000年10月24日发布施行。

7.《中医药专利管理办法》（试行）：1995年9月5日国家中医药管理局实施。

8.《药品注册管理办法》：2005年2月28日国家食品药品监督管理局公布，2005年5月1日起施行，2007年7月10日 实施新修订的《药品注册管理办法》。

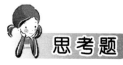

1. 我国对药品通用名、药品商品名管理有哪些规定？

2. 国家为什么对药品商标实行强制性注册管理？

3. 如何识别药品通用名、药品商品名及药品注册商标?

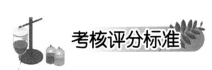

考核评分标准

表 11-1　药品通用名、药品商品名及药品注册商标的调研实训考核表

班级：　　　　　姓名：　　　　　学号：　　　　　得分：

项　目	分值	实训考核指标	得分及扣分依据
报告字数 （15分）	15	字数 1 000～2 000 字	
报告插图 （15分）	15	反映药品通用名、药品商品名及药品注册商标的插图不少于 3 幅	
调研报告撰写情况 （70分）	10	报告注明调研时间,药品标识物收集渠道	
	10	小组成员分工合作情况	
	20	收集反映"药品通用名、药品商品名及药品注册商标"药品标识物数量不少于 10 种	
	10	收集的进口、合资和国产药品标识物具有一定代表性	
	10	有无存在问题并进行分析	
	10	总结与体会	
总　分			

监考教师：　　　　　　　　　　　　考核时间：

（侯前进　张　毅）

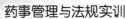

实训十二　药品典型案例分析

 实训目标

1. 掌握药事管理相关法律法规。
2. 学会运用药事管理相关法律法规,对药品案例提出问题和分析问题。
3. 了解药品案例的收集方法和信息来源渠道。

 实训内容

一、实训目的

通过分析药品典型案例,使学生能根据《药事管理和法规》的专业知识正确分析药品案例,发现问题,判断是非,并提出解决问题的方案,从而增强学生对药品的生产、经营和管理等药事管理领域的法律意识。

二、实训相关知识

(一)药品典型案例分析介绍

列举药事管理中关于假药、劣药、药品知识产权保护和药品广告管理等不同领域典型案例评析,供学生实训时参考。

案例 1　假药案例:"甲氨蝶呤"假药事件

【案情简介】2007 年 7 月 6 日国家药品不良反应监测中心陆续收到广西、上海等地部分医院的药品不良反应病例报告。患者使用了标示为上海医药(集团)有限公司华联制药厂生产的注射用甲氨蝶呤后,出现下肢疼痛、麻木,继而萎缩,无法直立和正常行走等神经损害症状。2007 年 8 月,北京、安徽、河北、河南等地医院使用上海华联药品后也陆续发生不良事件,涉及该厂甲氨蝶呤、盐酸阿糖胞苷两种注射剂。不良事件发生后,卫生部、国家食品药品监管局组成调查组对该厂生产的鞘内注射用甲氨蝶呤和阿糖胞苷引起的药物损害事件进行调查,发现造成这一不良事件的原因为华联制药厂在生产过程中,现场操作人员将硫酸长春新碱尾液,混于注射用甲氨蝶呤及盐酸阿糖胞苷等批号的药品中,导致了多个批次的药品被污染,从而引起全国上百名白血病患者下肢伤残。

【问题讨论】

1. 上述案例属于何种性质的案件?

2. 你认为上述违法行为适用《药品管理法》及其实施条例中的哪些条款与规定?

3. 你认为违法者应当承担何种法律责任?

【案例分析】

1.《药品管理法》第四十八条规定被污染药品按假药论处,本案例中多个批次药品被污染,因此属于生产销售假药行为。

2. 违反了《药品管理法》的第四十八条:禁止生产、销售假药;第七十四条:企业生产销售假药情节严重的;第七十六条:从事生产、销售假药情节严重的企业,其直接负责的主管人员和其他直接责任人员;第九十三条:药品生产、经营企业、医疗机构违反本法规定,给药品使用者造成损害的。

3. 根据《药品管理法》第七十四条和第七十六条相关规定,违法者应当承担下列责任:

(1) 没收假药和违法所得,并处药品货值金额2～5倍的罚款;

(2) 撤销药品批准证明文件,吊销许可证;

(3) 直接负责的主管人员和其他责任人10年内不得从事药品生产、经营活动;

(4) 对生产的原辅料、包材、设备予以没收;

(5) 依法承担刑事责任。

案例2　药品知识产权案例:药品商标侵权案

【案情简介】利君公司是驰名全国的高科技、现代化制药企业,"利君"、"利君沙"商标属利君公司的药品注册商标,是国家认定的全国驰名商标、陕西省著名商标。2006年3月,西安利君制药有限公司(以下简称利君公司)在湖南省某地区药品销售市场发现大连××公司生产的,标注"利君箭"牌抗生素类药品在销售。利君公司认为大连××公司的行为对其药品注册商标"利君"、"利君沙"商标专用权构成严重侵犯,即于当年5月向当地工商局提出书面投诉。工商局经调查认定大连××公司"利君箭"药品属于侵权产品,当即对市场销售的药品进行了全面查处,并对大连××公司处以5万元罚款。2006年10月,利君制药向案发地中级人民法院提起民事诉讼,要求大连××公司赔偿损失5万元。法院受理此案后于11月进行开庭审理。在庭审过程中,原告利君公司坚持向工商局书面投诉时的理由,而被告大连××公司则认为"利君箭"与利君制药公司的"利君"、"利君沙"商标不属于法律上的近似商标,消费者不会产生误认,同时其"利君箭"商标已向国家工商行政管理总局商标局提出了商标注册申请,正在审查之中,并向法庭提供了国家商标局关于"利君箭"商标申请注册的受理通知书一份。

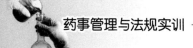

【问题讨论】

1. 被告主张能否成立？大连××公司对利君公司构成商标侵权吗？

2. 如何认定商标侵权行为？

3. 商标侵权行为发生后，受侵害人可以通过哪些途径来维护自身合法权益？

【案例分析】

1. 被告主张不能成立，大连××公司对利君公司构成商标侵权。

利君公司在药品上拥有"利君"、"利君沙"商标的注册专用权，并且"利君沙"商标曾被国家工商总局认定为驰名商标；大连××公司已向国家商标局提出"利君箭"商标在药品上的注册申请，但正在审查之中，尚未取得商标注册证书。大连××制药公司用与利君公司相近似的商标使用在相同的产品上，已造成相关消费者的误认，对利君制药构成侵权。

2. 认定为商标侵权行为的有：

（1）未经商标注册人的许可，在同一种商品或者类似商品上使用与其注册商标相同或者近似的商标的；

（2）销售侵犯注册商标专用权的商品的；

（3）伪造、擅自制造他人注册商标标识或者销售伪造、擅自制造的注册商标标识的；

（4）未经商标注册人同意，更换其注册商标并将该更换商标的商品又投入市场的；

（5）给他人的注册商标专用权造成其他损害的。

3. 商标侵权行为发生后，受侵害人应当注意及时对证据的提取和保全。在选择维权途径时，既可直接向工商行政机关投诉，也可直接向被告所在地或侵权行为所在地中级人民法院起诉，或者先向工商机关投诉再向人民法院起诉。

案例 3 违法药品广告案

【案情简介】 2007 年 10 月 27 日，在《××特区报》第 9 版上刊登的青海琦鹰汉藏生物制药股份有限公司生产的十五味龙胆花丸药品广告，其广告批准文号：青药广审（文）第 2007010024 号。该广告广告词宣称，服用"藏克"1～3 盒，即可得到有效治疗。服用 3～10 天，患者咳嗽、气喘、憋闷就有明显的好转，服用 10～15 天会感到呼吸顺畅，咳嗽、哮喘几乎消失，服用 3 个疗程几十年的老毛病就不见了，并宣称止咳平喘当天见效。此外，该广告还篡改广告审批内容，利用三个患者以自述形式夸大使用药品疗效，对消费者造成一定误导。

【问题讨论】

1. 该药品广告存在哪些违法内容？

2. 违法者应当承担什么法律责任？

【案例分析】

1. 该药品广告存在的违法内容

（1）含有不科学地表示功效的断言或者保证的；

（2）广告利用三个患者以自述形式夸大使用药品疗效；

（3）作为非处方药广告，该药品广告没有标明"请按药品说明书或在药师指导下购买和

使用";

(4) 篡改广告审批内容。

2. 当事人的行为违反了《药品管理法》第六十一条,依照《药品管理法》第九十二条和《中华人民共和国广告法》第四十一条的规定处罚,由广告监督管理部门责令负有责任的广告主、广告经营者、广告发布者改正或者停止发布,没收广告费用,可以并处广告费用一倍以上五倍以下的罚款;并由发给广告批准文号的药品监督管理部门撤销广告批准文号,一年内不受理该品种的广告审批申请;构成犯罪的,依法追究刑事责任。

案例 4　"欣弗"劣药事件

【案情简介】2006 年 7 月 27 日,国家食品药品监督管理局接到青海省食品药品监督管理局报告,西宁市部分患者在使用某药厂生产的"欣弗"后,出现了胸闷、心悸、心慌、寒战、肾区疼痛、腹痛、腹泻等症状。随后,广西、浙江、黑龙江、山东等地食品药品监督管理部门也分别报告在本地发现相同品种出现相似的临床症状的病例。

经查,该公司 2006 年 6 月至 7 月生产的"欣弗"未按标准的工艺参数灭菌,擅自降低灭菌温度,缩短灭菌时间。按照批准的工艺,该药品应当经过 105 ℃、30 分钟的灭菌过程,但该公司却擅自将灭菌温度降低到 100～104 ℃不等,将灭菌时间缩短到 1～4 分钟不等,明显违反规定。此外,增强灭菌柜装载量,影响了灭菌效果。经中国药品生物制品检定所对相关样品的检验,结果表明,无菌检查和热原检查不符合规定。截止到 2006 年 8 月 14 日,企业已收回 1 247 574 瓶,收回途中 173 007 瓶,异地查封 403 170 瓶。

"欣弗"事件给公众健康和生命安全带来了严重威胁,致使 11 人死亡,并造成了恶劣的社会影响。

【问题讨论】

1. 上述案例属于何种性质的案件?

2. 你认为上述违法行为适用《药品管理法》及其实施条例中的哪些条款与规定?

3. 你认为违法者应当承担何种法律责任?

【案例分析】

1. 该药厂擅自降低灭菌温度,缩短灭菌时间,根据《药品管理法》第四十九条规定其他不符合药品标准规定的按劣药论处,因此属于生产销售劣药行为。

2. 违反了《药品管理法》的第四十九条:禁止生产、销售劣药;第七十五条:企业生产销售劣药情节严重;第七十六条:从事生产、销售劣药情节严重的企业,其直接负责的主管人员和其他直接责任人员;第九十三条:药品生产、经营企业、医疗机构违反本法规定,给药品使用者造成损害的;第九十七条:药品监督管理部门应当依法履行监督检查职责。

3. 根据《药品管理法》第七十五条、第七十六条和第九十七条相关规定,违法者应当承担下列责任:

(1) 没收劣药和违法所得,并处药品货值金额 1～3 倍的罚款;

(2) 撤销药品批准证明文件;

（3）吊销《药品生产许可证》；

（4）违法企业直接负责的主管人员和其他责任人 10 年内不得从事药品生产、经营活动；

（5）违法企业依法承担刑事责任；

（6）对有失职、渎职的药品监督管理部门直接负责的主管人员和其他责任人员依法给予行政处分。

（二）药品案例实训项目

案例 1　制售假药案

【案情简介】2011 年 3 月 30 日，据群众举报，南曹乡南曹村一民宅内有人生产假冒"江中健胃消食片"等药品。执法人员现场查获大量尚未包装的假冒"江中药业股份有限公司"的药品"健胃消食片"600 余板。执法人员现场将犯罪嫌疑人李宁歌等 12 名涉案人员移交公安机关，并将这些假冒医疗器械、假冒药品、包装机器和堆成小山的包装盒、包装材料依法予以扣押封存。此案涉案金额 128 万元。

【问题讨论】

1. 本案有何违法行为？应定性为什么？

2. 违法者应当承担什么法律责任？

案例 2　无证经营案

【案情简介】A 药店因经营不善，注销了《药品经营许可证》。经与 B 药店协商，该店将剩余的 160 种、价值 2 万元的药品一次性转移至 B 药店销售。至药品监管执法人员检查时，B 药店已销售货值 5 000 元的该批药品。

【问题讨论】

1. 本案违法主体是谁？应定性为什么？

2. 应承担什么法律责任？

3. 库存药品应如何处理？

案例 3　某中医门诊部治肝假药案

【案情简介】武汉市药监部门突查武昌某中医门诊部，查获 400 余袋无文号治肝假药和 60 多瓶水剂。根据群众举报线索，对位于武昌紫阳路的某中医门诊部一楼药房进行检查，发现 400 余袋紫色、棕色、黑色的药丸，外包装塑料袋上无任何标示，以及 60 多瓶褐色水剂一批。药房处方上，记录有转阴 1 号、5 号、6 号记录。这些无文号药剂是该门诊部肝病和耳鼻喉专科用药。专科承包人张某交待，他来自广西，这些无文号的药丸是所谓的"转阴排毒丸"，是在门诊后的注射室里分装的。张某与门诊的合同中显示，他每年向门诊部交纳"管理费"10 万元。该门诊部和张某拒不交待药品来源、价格和使用数量。

【问题讨论】

1. 本案违法主体是谁？

2. 有何违法行为？应定性为什么？

3. 应承担什么法律责任？

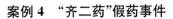

案例4　"齐二药"假药事件

【案情简介】2006年4月22日和4月24日,广东某医院住院的重症肝炎病人中先后出现2例急性肾衰竭症状,至4月29日、30日又出现多例相同病症病人,后经证实由于患者新近使用齐齐哈尔第二制药有限公司生产的"亮菌甲素注射液"引起。广东药检所最终确定齐药二厂生产的亮菌甲素注射液里含有大量工业原料二甘醇,共导致9名患者急性肾衰竭死亡。不法商人王某伪造药品生产许可证将工业用原料二甘醇冒充药用辅料丙二醇出售给齐二药,齐二药生产负责人和质量负责人违规操作致使假冒药用辅料投入生产并投放市场。

【问题讨论】

1. 该案应如何定性?

2. 在该案件中企业的生产负责人和质量负责人应承担哪些责任?

案例5　药品行政垄断案

【案情简介】某制药公司因经营需要,决定到A地开拓市场,并委派了企业经营负责人。可当该公司负责人在A地药品监督管理部门输有关手续时,却被告知要先办理准销证和准入证,否则一律按劣药论处。该企业负责人在办理准销证和准入证过程中,却遭到百般习难。尽管该企业产品通过了GMP质量认证,但该地仍以种种借口拖延办证时间,并要收受巨额办证费用。该负责人在进一步调查后得知事情真相:原来该地已经有一家制药企业生产同类产品,该地为保护本地产品,一直严禁外地产品进入。该公司觉得这是典型的地方保护主义,遂向其上级药监部门进行举报。上级药监部门对此极为重视,经过深入调查,决定取消准入证和准销证,允许该公司产品进入,并对有关人员进行了处罚。

【问题讨论】

1. 本案违法主体是谁?

2. 有何违法行为? 应定性为什么?

3. 应承担什么法律责任?

案例6　进口内窥镜行政处罚案

【案情简介】某药品监督管理局稽查人员在武汉某大学附属医院检查发现,该医院正在使用的进口STORZ牌腹腔镜系统有问题,现场不能提供该产品的注册登记表,也未见该腹腔镜系统其他配套医疗器械的产品注册证。经查,某内窥镜中国有限公司是一家注册地在香港的公司,该公司负责某进口内窥镜系统在中国的销售事宜,腹腔镜系统销售金额83 000美元。

该套腹腔镜系统在进口过程中只取得其中部分设备的进口产品注册证书。据不完全统计,该公司在湖北地区21家医疗机构共销售26套内窥镜系统,销售金额约200万美元,其中销售未经注册的医疗器械设备金额约150万美元。

【问题讨论】

1. 本案违法主体是谁?

2. 有何违法行为? 应定性为什么?

3. 应承担什么法律责任?

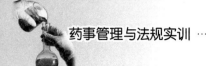

案例7　药品违法广告案

【案情简介】河南省＊＊制药有限公司生产的药品"肠胃宁片",其功能主治为"健脾益肾,温中止痛,涩肠止泻。用于脾肾阳虚所致的泄泻,症见大便不调、五更泄泻、时带黏液,伴腹胀腹痛、胃脘不舒、小腹坠胀"。广告宣称"胃酸、胃痛、胃胀永远消失;3个疗程溃疡全面康复,真正的胃肠修复专家"等。该药品广告还利用患者名义作证明。

【问题讨论】

1. 该药品广告存在哪些违法之处?

2. 依照相关法律规定对该药品广告行为应如何处罚?

案例8　购进药品无记录案

【案情简介】某个体诊所购进一批药品,没有按规定将该批药品进行记录。当地药品监督管理部门在例行检查时发现该批药品没有购进记录,该诊所负责人称还没有来得及记录,表示马上补记。从进货单据所载的日期看,该批药品已购进2个月。

【问题讨论】

1. 本案诊所是否有违法行为?

2. 诊所若有违法行为,应定性为什么?

3. 诊所应承担什么法律责任? 分别应由哪个部门处理?

案例9　兽药店经营人用药品案

【案情简介】A市药监局执法人员在例行检查时,发现该县某镇兽医站下属的兽药店经营少量的人用药品。立即作出立案处理,并查明该兽药店曾在1年前因经营人用药品而受到药监部门的处理。

【问题讨论】

1. 本案兽药店是否有违法行为?

2. 兽药店若有违法行为,应定性为什么?

3. 兽药店应承担什么法律责任?

案例10　商标保卫战

【案情简介】"伟哥"商标案始于1998年,某外国公司研制生产的抗ED(男性性功能勃起障碍)特效药"Viagra"刚刚问世,"伟哥"这一名称就被国内媒体作为中文翻译名称而广泛使用。随后,国内A药业公司抢先在中国注册了"伟哥"这一中文商标,使得该外国公司的"Viagra"在进入中国市场时只能注册为"万艾可"。于是,双方便开始了争夺"伟哥"商标的"拉锯战"。该外国公司一直上诉到最高人民法院,2009年7月,最高人民法院作出民事裁定,驳回原告再审申请。

【问题讨论】

1. 该外国公司在中国内地对"伟哥"商标是否享有权益?

2. 中国A药业是否侵犯了该外国公司的商标专用权?

3. "伟哥"商标与"万艾可"商标是否会使消费者产生混淆?

三、实训所需

1. 专业材料　药事管理相关法律法规资料。

2. 专业刊物　《中国中医药报》、《健康报》、《中国药物警戒》等。

3. 网络资源　公安部、国家卫生和计划生育委员会、国家食品药品监督管理总局和中国药物警戒等网站。

4. 硬件设备　计算机、打印机等。

四、实训要点

（一）实训安排

1. 班级分组　每小组 5～8 人，小组成员分工。

2. 将所提供的实训案例按小组分配，小组除对提供的案例进行讨论分析外，至少再收集 2 份药品案例并进行分析。

3. 制作 PPT，内容包括案情简介和案例分析。

4. 召开班级讨论会，每组选派 1 名代表作汇报发言。

5. 老师点评。

6. 实训考核　药品典型案例分析实训考核见表 12－1。

（二）实训注意

1. 熟悉药事管理不同领域案例分析方法。

2. 充分利用专业报刊、期刊、网络等资源收集药品案例，案例内容来源真实可靠，力求案例"新"和"近"。

（三）实训流程

药品典型案例分析实训流程如图 12－1 所示。

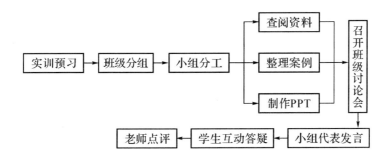

图 12－1　药品典型案例分析实训流程图

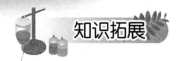

德国的互联网药品交易形式

德国的互联网药品交易形式在 2004 年初被批准认可,被批准在互联网药品交易企业必须拥有药品邮购销售许可,并有能力在顾客进行网上订购后的 48 小时内将药品寄给顾客。德国医药协会属下的药剂师协会负责监测互联网药品服务并将违法违规网站名单报告给政府部门,要求执业者必须具有药剂师资格证,并加入该协会。医疗参保者应在德国或欧盟境内注册的合法网上药店购买药品。政府要求公众在网上购买药品时必须前往医疗保险公司或消费者协会咨询网上药店的真假,认真辨别网上药店的从业资格和由政府颁发的质量认证标志。否则一旦在网上被不法分子欺骗后买到假冒、非法或质量低劣的药品,将不被医疗保险公司认可。

1. 药品案例分析的目的是什么?

2. 如何做好药品案例分析?

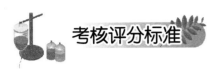 **考核评分标准**

表 12–1　药品典型案例分析实训考核表

班级：　　　　　姓名：　　　　　学号：　　　　　得分：

项　目	分值	实训考核指标	得分及扣分依据
案例要求 （20分）	5	所选案例围绕药事管理不同领域	
	5	所选案例内容不重复	
	5	药品案例力求"新"或"近"	
	5	案例来源真实可靠	
案例分析 （40分）	10	案例内容完整，包括案情简介和案例分析	
	20	分析准确、论证充分，有依据	
	10	专业用语规范	
PPT 制作 （20分）	10	简洁、清晰、美观、插图或视屏引入适当	
	10	重点突出	
汇报情况 （20分）	10	语言准确、流畅	
	10	有案例分析总结	
总　分			

监考教师：　　　　　　　　　　　　　考核时间：

（杨冬梅　刘　俊）

附　录

附录一　药品管理法

中华人民共和国主席令

第四十五号

《中华人民共和国药品管理法》已由中华人民共和国第九届全国人民代表大会常务委员会第二十次会议于 2001 年 2 月 28 日修订通过，现将修订后的《中华人民共和国药品管理法》公布，自 2001 年 12 月 1 日起施行。

中华人民共和国主席江泽民

2001 年 2 月 28 日

中华人民共和国药品管理法

（1984 年 9 月 20 日第六届全国人民代表大会常务委员会第七次会议通过，2001 年 2 月 28 日第九届全国人民代表大会常务委员会第二十次会议修订）

目　录

第一章　总　则

第一条　为加强药品监督管理,保证药品质量,保障人体用药安全,维护人民身体健康和用药的合法权益,特制定本法。

第二条　在中华人民共和国境内从事药品的研制、生产、经营、使用和监督管理的单位或者个人,必须遵守本法。

第三条　国家发展现代药和传统药,充分发挥其在预防、医疗和保健中的作用。

国家保护野生药材资源,鼓励培育中药材。

第四条　国家鼓励研究和创制新药,保护公民、法人和其他组织研究、开发新药的合法权益。

第五条　国务院药品监督管理部门主管全国药品监督管理工作。国务院有关部门在各自的职责范围内负责与药品有关的监督管理工作。

省、自治区、直辖市人民政府药品监督管理部门负责本行政区域内的药品监督管理工作。省、自治区、直辖市人民政府有关部门在各自的职责范围内负责与药品有关的监督管理工作。

国务院药品监督管理部门应当配合国务院经济综合主管部门,执行国家制定的药品行业发展规划和产业政策。

第六条　药品监督管理部门设置或者确定的药品检验机构,承担依法实施药品审批和药品质量监督检查所需的药品检验工作。

第二章　药品生产企业管理

第七条　开办药品生产企业,须经企业所在地省、自治区、直辖市人民政府药品监督管理部门批准并发给《药品生产许可证》,凭《药品生产许可证》到工商行政管理部门办理登记注册。无《药品生产许可证》的,不得生产药品。

《药品生产许可证》应当标明有效期和生产范围,到期重新审查发证。

药品监督管理部门批准开办药品生产企业,除依据本法第八条规定的条件外,还应当符合国家制定的药品行业发展规划和产业政策,防止重复建设。

第八条　开办药品生产企业,必须具备以下条件:

(一)具有依法经过资格认定的药学技术人员、工程技术人员及相应的技术工人;

(二)具有与其药品生产相适应的厂房、设施和卫生环境;

(三)具有能对所生产药品进行质量管理和质量检验的机构、人员以及必要的仪器设备;

(四)具有保证药品质量的规章制度。

第九条　药品生产企业必须按照国务院药品监督管理部门依据本法制定的《药品生产质量管理规范》组织生产。药品监督管理部门按照规定对药品生产企业是否符合《药品生产质量管理规范》的要求进行认证;对认证合格的,发给认证证书。

《药品生产质量管理规范》的具体实施办法、实施步骤由国务院药品监督管理部门规定。

第十条　除中药饮片的炮制外,药品必须按照国家药品标准和国务院药品监督管理部门批准的生产工艺进行生产,生产记录必须完整准确。药品生产企业改变影响药品质量的生产工艺的,必须报原批准部门审核批准。

中药饮片必须按照国家药品标准炮制;国家药品标准没有规定的,必须按照省、自治区、直辖市人民政府药品监督管理部门制定的炮制规范炮制。省、自治区、直辖市人民政府药品监督管理部门制定的炮制规范应当报国务院药品监督管理部门备案。

第十一条　生产药品所需的原料、辅料,必须符合药用要求。

第十二条　药品生产企业必须对其生产的药品进行质量检验;不符合国家药品标准或者不按照省、自治区、直辖市人民政府药品监督管理部门制定的中药饮片炮制规范炮制的,不得出厂。

第十三条　经国务院药品监督管理部门或者国务院药品监督管理部门授权的省、自治区、直辖市人民政府药品监督管理部门批准,药品生产企业可以接受委托生产药品。

第三章　药品经营企业管理

第十四条　开办药品批发企业,须经企业所在地省、自治区、直辖市人民政府药品监督管理部门批准并发给《药品经营许可证》;开办药品零售企业,须经企业所在地县级以上地方药品监督管理部门批准并发给《药品经营许可证》,凭《药品经营许可证》到工商行政管理部门办理登记注册。无《药品经营许可证》的,不得经营药品。

《药品经营许可证》应当标明有效期和经营范围,到期重新审查发证。

药品监督管理部门批准开办药品经营企业,除依据本法第十五条规定的条件外,还应当遵循合理布局和方便群众购药的原则。

第十五条　开办药品经营企业必须具备以下条件:

(一)具有依法经过资格认定的药学技术人员;

(二)具有与所经营药品相适应的营业场所、设备、仓储设施、卫生环境;

(三)具有与所经营药品相适应的质量管理机构或者人员;

(四)具有保证所经营药品质量的规章制度。

第十六条　药品经营企业必须按照国务院药品监督管理部门依据本法制定的《药品经营质量管理规范》经营药品。药品监督管理部门按照规定对药品经营企业是否符合《药品经营质量管理规范》的要求进行认证;对认证合格的,发给认证证书。

《药品经营质量管理规范》的具体实施办法、实施步骤由国务院药品监督管理部门规定。

第十七条　药品经营企业购进药品,必须建立并执行进货检查验收制度,验明药品合格证明和其他标识;不符合规定要求的,不得购进。

第十八条　药品经营企业购销药品,必须有真实完整的购销记录。购销记录必须注明药品的通用名称、剂型、规格、批号、有效期、生产厂商、购(销)货单位、购(销)货数量、购销价格、购(销)货日期及国务院药品监督管理部门规定的其他内容。

第十九条 药品经营企业销售药品必须准确无误,并正确说明用法、用量和注意事项;调配处方必须经过核对,对处方所列药品不得擅自更改或者代用。对有配伍禁忌或者超剂量的处方,应当拒绝调配;必要时,经处方医师更正或者重新签字,方可调配。

药品经营企业销售中药材,必须标明产地。

第二十条 药品经营企业必须制定和执行药品保管制度,采取必要的冷藏、防冻、防潮、防虫、防鼠等措施,保证药品质量。

药品入库和出库必须执行检查制度。

第二十一条 城乡集市贸易市场可以出售中药材,国务院另有规定的除外。

城乡集市贸易市场不得出售中药材以外的药品,但持有《药品经营许可证》的药品零售企业在规定的范围内可以在城乡集市贸易市场设点出售中药材以外的药品。具体办法由国务院规定。

第四章 医疗机构的药剂管理

第二十二条 医疗机构必须配备依法经过资格认定的药学技术人员。非药学技术人员不得直接从事药剂技术工作。

第二十三条 医疗机构配制制剂,须经所在地省、自治区、直辖市人民政府卫生行政部门审核同意,由省、自治区、直辖市人民政府药品监督管理部门批准,发给《医疗机构制剂许可证》。无《医疗机构制剂许可证》的,不得配制制剂。

《医疗机构制剂许可证》应当标明有效期,到期重新审查发证。

第二十四条 医疗机构配制制剂,必须具有能够保证制剂质量的设施、管理制度、检验仪器和卫生条件。

第二十五条 医疗机构配制的制剂,应当是本单位临床需要而市场上没有供应的品种,并须经所在地省、自治区、直辖市人民政府药品监督管理部门批准后方可配制。配制的制剂必须按照规定进行质量检验;合格的,凭医师处方在本医疗机构使用。特殊情况下,经国务院或者省、自治区、直辖市人民政府的药品监督管理部门批准,医疗机构配制的制剂可以在指定的医疗机构之间调剂使用。

医疗机构配制的制剂,不得在市场销售。

第二十六条 医疗机构购进药品,必须建立并执行进货检查验收制度,验明药品合格证明和其他标识;不符合规定要求的,不得购进和使用。

第二十七条 医疗机构的药剂人员调配处方,必须经过核对,对处方所列药品不得擅自更改或者代用。对有配伍禁忌或者超剂量的处方,应当拒绝调配;必要时,经处方医师更正或者重新签字,方可调配。

第二十八条 医疗机构必须制定和执行药品保管制度,采取必要的冷藏、防冻、防潮、防虫、防鼠等措施,保证药品质量。

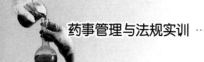

第五章　药品管理

第二十九条　研制新药,必须按照国务院药品监督管理部门的规定如实报送研制方法、质量指标、药理及毒理试验结果等有关资料和样品,经国务院药品监督管理部门批准后,方可进行临床试验。药物临床试验机构资格的认定办法,由国务院药品监督管理部门、国务院卫生行政部门共同制定。

完成临床试验并通过审批的新药,由国务院药品监督管理部门批准,发给新药证书。

第三十条　药物的非临床安全性评价研究机构和临床试验机构必须分别执行药物非临床研究质量管理规范、药物临床试验质量管理规范。

药物非临床研究质量管理规范、药物临床试验质量管理规范由国务院确定的部门制定。

第三十一条　生产新药或者已有国家标准的药品的,须经国务院药品监督管理部门批准,并发给药品批准文号;但是,生产没有实施批准文号管理的中药材和中药饮片除外。实施批准文号管理的中药材、中药饮片品种目录由国务院药品监督管理部门会同国务院中医药管理部门制定。

药品生产企业在取得药品批准文号后,方可生产该药品。

第三十二条　药品必须符合国家药品标准。中药饮片依照本法第十条第二款的规定执行。

国务院药品监督管理部门颁布的《中华人民共和国药典》和药品标准为国家药品标准。

国务院药品监督管理部门组织药典委员会,负责国家药品标准的制定和修订。

国务院药品监督管理部门的药品检验机构负责标定国家药品标准品、对照品。

第三十三条　国务院药品监督管理部门组织药学、医学和其他技术人员,对新药进行审评,对已经批准生产的药品进行再评价。

第三十四条　药品生产企业、药品经营企业、医疗机构必须从具有药品生产、经营资格的企业购进药品;但是,购进没有实施批准文号管理的中药材除外。

第三十五条　国家对麻醉药品、精神药品、医疗用毒性药品、放射性药品,实行特殊管理。管理办法由国务院制定。

第三十六条　国家实行中药品种保护制度。具体办法由国务院制定。

第三十七条　国家对药品实行处方药与非处方药分类管理制度。具体办法由国务院制定。

第三十八条　禁止进口疗效不确、不良反应大或者其他原因危害人体健康的药品。

第三十九条　药品进口,须经国务院药品监督管理部门组织审查,经审查确认符合质量标准、安全有效的,方可批准进口,并发给进口药品注册证书。

医疗单位临床急需或者个人自用进口的少量药品,按照国家有关规定办理进口手续。

第四十条　药品必须从允许药品进口的口岸进口,并由进口药品的企业向口岸所在地药品监督管理部门登记备案。海关凭药品监督管理部门出具的《进口药品通关单》放行。无《进口药品通关单》的,海关不得放行。

口岸所在地药品监督管理部门应当通知药品检验机构按照国务院药品监督管理部门的规

定对进口药品进行抽查检验,并依照本法第四十一条第二款的规定收取检验费。

允许药品进口的口岸由国务院药品监督管理部门会同海关总署提出,报国务院批准。

第四十一条 国务院药品监督管理部门对下列药品在销售前或者进口时,指定药品检验机构进行检验;检验不合格的,不得销售或者进口:

(一)国务院药品监督管理部门规定的生物制品;

(二)首次在中国销售的药品;

(三)国务院规定的其他药品。

前款所列药品的检验费项目和收费标准由国务院财政部门会同国务院价格主管部门核定并公告。检验费收缴办法由国务院财政部门会同国务院药品监督管理部门制定。

第四十二条 国务院药品监督管理部门对已经批准生产或者进口的药品,应当组织调查;对疗效不确、不良反应大或者其他原因危害人体健康的药品,应当撤销批准文号或者进口药品注册证书。

已被撤销批准文号或者进口药品注册证书的药品,不得生产或者进口、销售和使用;已经生产或者进口的,由当地药品监督管理部门监督销毁或者处理。

第四十三条 国家实行药品储备制度。

国内发生重大灾情、疫情及其他突发事件时,国务院规定的部门可以紧急调用企业药品。

第四十四条 对国内供应不足的药品,国务院有权限制或者禁止出口。

第四十五条 进口、出口麻醉药品和国家规定范围内的精神药品,必须持有国务院药品监督管理部门发给的《进口准许证》、《出口准许证》。

第四十六条 新发现和从国外引种的药材,经国务院药品监督管理部门审核批准后,方可销售。

第四十七条 地区性民间习用药材的管理办法,由国务院药品监督管理部门会同国务院中医药管理部门制定。

第四十八条 禁止生产(包括配制,下同)、销售假药。

有下列情形之一的,为假药:

(一)药品所含成分与国家药品标准规定的成分不符的;

(二)以非药品冒充药品或者以他种药品冒充此种药品的。

有下列情形之一的药品,按假药论处:

(一)国务院药品监督管理部门规定禁止使用的;

(二)依照本法必须批准而未经批准生产、进口,或者依照本法必须检验而未经检验即销售的;

(三)变质的;

(四)被污染的;

(五)使用依照本法必须取得批准文号而未取得批准文号的原料药生产的;

(六)所标明的适应证或者功能主治超出规定范围的。

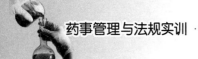

第四十九条 禁止生产、销售劣药。

药品成分的含量不符合国家药品标准的,为劣药。

有下列情形之一的药品,按劣药论处:

(一)未标明有效期或者更改有效期的;

(二)不注明或者更改生产批号的;

(三)超过有效期的;

(四)直接接触药品的包装材料和容器未经批准的;

(五)擅自添加着色剂、防腐剂、香料、矫味剂及辅料的;

(六)其他不符合药品标准规定的。

第五十条 列入国家药品标准的药品名称为药品通用名称。已经作为药品通用名称的,该名称不得作为药品商标使用。

第五十一条 药品生产企业、药品经营企业和医疗机构直接接触药品的工作人员,必须每年进行健康检查。患有传染病或者其他可能污染药品的疾病的,不得从事直接接触药品的工作。

第六章　药品包装的管理

第五十二条 直接接触药品的包装材料和容器,必须符合药用要求,符合保障人体健康、安全的标准,并由药品监督管理部门在审批药品时一并审批。

药品生产企业不得使用未经批准的直接接触药品的包装材料和容器。

对不合格的直接接触药品的包装材料和容器,由药品监督管理部门责令停止使用。

第五十三条 药品包装必须适合药品质量的要求,方便储存、运输和医疗使用。

发运中药材必须有包装。在每件包装上,必须注明品名、产地、日期、调出单位,并附有质量合格的标志。

第五十四条 药品包装必须按照规定印有或者贴有标签并附有说明书。

标签或者说明书上必须注明药品的通用名称、成分、规格、生产企业、批准文号、产品批号、生产日期、有效期、适应证或者功能主治、用法、用量、禁忌、不良反应和注意事项。

麻醉药品、精神药品、医疗用毒性药品、放射性药品、外用药品和非处方药的标签,必须印有规定的标志。

第七章　药品价格和广告的管理

第五十五条 依法实行政府定价、政府指导价的药品,政府价格主管部门应当依照《中华人民共和国价格法》规定的定价原则,依据社会平均成本、市场供求状况和社会承受能力合理制定和调整价格,做到质价相符,消除虚高价格,保护用药者的正当利益。

药品的生产企业、经营企业和医疗机构必须执行政府定价、政府指导价,不得以任何形式擅自提高价格。

药品生产企业应当依法向政府价格主管部门如实提供药品的生产经营成本,不得拒报、虚报、瞒报。

第五十六条 依法实行市场调节价的药品,药品的生产企业、经营企业和医疗机构应当按照公平、合理和诚实信用、质价相符的原则制定价格,为用药者提供价格合理的药品。

药品的生产企业、经营企业和医疗机构应当遵守国务院价格主管部门关于药价管理的规定,制定和标明药品零售价格,禁止暴利和损害用药者利益的价格欺诈行为。

第五十七条 药品的生产企业、经营企业、医疗机构应当依法向政府价格主管部门提供其药品的实际购销价格和购销数量等资料。

第五十八条 医疗机构应当向患者提供所用药品的价格清单;医疗保险定点医疗机构还应当按照规定的办法如实公布其常用药品的价格,加强合理用药的管理。具体办法由国务院卫生行政部门规定。

第五十九条 禁止药品的生产企业、经营企业和医疗机构在药品购销中账外暗中给予、收受回扣或者其他利益。

禁止药品的生产企业、经营企业或者其代理人以任何名义给予使用其药品的医疗机构的负责人、药品采购人员、医师等有关人员以财物或者其他利益。禁止医疗机构的负责人、药品采购人员、医师等有关人员以任何名义收受药品的生产企业、经营企业或者其代理人给予的财物或者其他利益。

第六十条 药品广告须经企业所在地省、自治区、直辖市人民政府药品监督管理部门批准,并发给药品广告批准文号;未取得药品广告批准文号的,不得发布。

处方药可以在国务院卫生行政部门和国务院药品监督管理部门共同指定的医学、药学专业刊物上介绍,但不得在大众传播媒介发布广告或者以其他方式进行以公众为对象的广告宣传。

第六十一条 药品广告的内容必须真实、合法,以国务院药品监督管理部门批准的说明书为准,不得含有虚假的内容。

药品广告不得含有不科学的表示功效的断言或者保证;不得利用国家机关、医药科研单位、学术机构或者专家、学者、医师、患者的名义和形象作证明。

非药品广告不得有涉及药品的宣传。

第六十二条 省、自治区、直辖市人民政府药品监督管理部门应当对其批准的药品广告进行检查,对于违反本法和《中华人民共和国广告法》的广告,应当向广告监督管理机关通报并提出处理建议,广告监督管理机关应当依法作出处理。

第六十三条 药品价格和广告,本法未规定的,适用《中华人民共和国价格法》、《中华人民共和国广告法》的规定。

第八章 药品监督

第六十四条 药品监督管理部门有权按照法律、行政法规的规定对报经其审批的药品研制和药品的生产、经营以及医疗机构使用药品的事项进行监督检查,有关单位和个人不得拒绝和

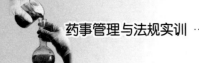
隐瞒。

药品监督管理部门进行监督检查时，必须出示证明文件，对监督检查中知悉的被检查人的技术秘密和业务秘密应当保密。

第六十五条 药品监督管理部门根据监督检查的需要，可以对药品质量进行抽查检验。抽查检验应当按照规定抽样，并不得收取任何费用。所需费用按照国务院规定列支。

药品监督管理部门对有证据证明可能危害人体健康的药品及其有关材料可以采取查封、扣押的行政强制措施，并在七日内作出行政处理决定；药品需要检验的，必须自检验报告书发出之日起十五日内作出行政处理决定。

第六十六条 国务院和省、自治区、直辖市人民政府的药品监督管理部门应当定期公告药品质量抽查检验的结果；公告不当的，必须在原公告范围内予以更正。

第六十七条 当事人对药品检验机构的检验结果有异议的，可以自收到药品检验结果之日起七日内向原药品检验机构或者上一级药品监督管理部门设置或者确定的药品检验机构申请复验，也可以直接向国务院药品监督管理部门设置或者确定的药品检验机构申请复验。受理复验的药品检验机构必须在国务院药品监督管理部门规定的时间内作出复验结论。

第六十八条 药品监督管理部门应当按照规定，依据《药品生产质量管理规范》、《药品经营质量管理规范》，对经其认证合格的药品生产企业、药品经营企业进行认证后的跟踪检查。

第六十九条 地方人民政府和药品监督管理部门不得以要求实施药品检验、审批等手段限制或者排斥非本地区药品生产企业依照本法规定生产的药品进入本地区。

第七十条 药品监督管理部门及其设置的药品检验机构和确定的专业从事药品检验的机构不得参与药品生产经营活动，不得以其名义推荐或者监制、监销药品。

药品监督管理部门及其设置的药品检验机构和确定的专业从事药品检验的机构的工作人员不得参与药品生产经营活动。

第七十一条 国家实行药品不良反应报告制度。药品生产企业、药品经营企业和医疗机构必须经常考察本单位所生产、经营、使用的药品质量、疗效和反应。发现可能与用药有关的严重不良反应，必须及时向当地省、自治区、直辖市人民政府药品监督管理部门和卫生行政部门报告。具体办法由国务院药品监督管理部门会同国务院卫生行政部门制定。

对已确认发生严重不良反应的药品，国务院或者省、自治区、直辖市人民政府的药品监督管理部门可以采取停止生产、销售、使用的紧急控制措施，并应当在五日内组织鉴定，自鉴定结论作出之日起十五日内依法作出行政处理决定。

第七十二条 药品生产企业、药品经营企业和医疗机构的药品检验机构或者人员，应当接受当地药品监督管理部门设置的药品检验机构的业务指导。

第九章　法律责任

第七十三条 未取得《药品生产许可证》、《药品经营许可证》或者《医疗机构制剂许可证》生产药品、经营药品的，依法予以取缔，没收违法生产、销售的药品和违法所得，并处违法生产、销售的药品(包括已售出的和未售出的药品,下同)货值金额二倍以上五倍以下的罚款;构成犯罪的,依法追究刑事责任。

第七十四条　生产、销售假药的,没收违法生产、销售的药品和违法所得,并处违法生产、销售药品货值金额二倍以上五倍以下的罚款;有药品批准证明文件的予以撤销,并责令停产、停业整顿;情节严重的,吊销《药品生产许可证》、《药品经营许可证》或者《医疗机构制剂许可证》;构成犯罪的,依法追究刑事责任。

第七十五条　生产、销售劣药的,没收违法生产、销售的药品和违法所得,并处违法生产、销售药品货值金额一倍以上三倍以下的罚款;情节严重的,责令停产、停业整顿或者撤销药品批准证明文件、吊销《药品生产许可证》、《药品经营许可证》或者《医疗机构制剂许可证》;构成犯罪的,依法追究刑事责任。

第七十六条　从事生产、销售假药及生产、销售劣药情节严重的企业或者其他单位,其直接负责的主管人员和其他直接责任人员十年内不得从事药品生产、经营活动。

对生产者专门用于生产假药、劣药的原辅材料、包装材料、生产设备,予以没收。

第七十七条　知道或者应当知道属于假劣药品而为其提供运输、保管、仓储等便利条件的,没收全部运输、保管、仓储的收入,并处违法收入百分之五十以上三倍以下的罚款;构成犯罪的,依法追究刑事责任。

第七十八条　对假药、劣药的处罚通知,必须载明药品检验机构的质量检验结果;但是,本法第四十八条第三款第(一)、(二)、(五)、(六)项和第四十九条第三款规定的情形除外。

第七十九条　药品的生产企业、经营企业、药物非临床安全性评价研究机构、药物临床试验机构未按照规定实施《药品生产质量管理规范》、《药品经营质量管理规范》、药物非临床研究质量管理规范、药物临床试验质量管理规范的,给予警告,责令限期改正;逾期不改正的,责令停产、停业整顿,并处五千元以上二万元以下的罚款;情节严重的,吊销《药品生产许可证》、《药品经营许可证》和药物临床试验机构的资格。

第八十条　药品的生产企业、经营企业或者医疗机构违反本法第三十四条的规定,从无《药品生产许可证》、《药品经营许可证》的企业购进药品的,责令改正,没收违法购进的药品,并处违法购进药品货值金额二倍以上五倍以下的罚款;有违法所得的,没收违法所得;情节严重的,吊销《药品生产许可证、《药品经营许可证》或者医疗机构执业许可证书。

第八十一条　进口已获得药品进口注册证书的药品,未按照本法规定向允许药品进口的口岸所在地的药品监督管理部门登记备案的,给予警告,责令限期改正;逾期不改正的,撤销进口药品注册证书。

第八十二条　伪造、变造、买卖、出租、出借许可证或者药品批准证明文件的,没收违法所得,并处违法所得一倍以上三倍以下的罚款;没有违法所得的,处二万元以上十万元以下的罚款;情节严重的,并吊销卖方、出租方、出借方的《药品生产许可证》、《药品经营许可证》、《医疗机构制剂许可证》或者撤销药品批准证明文件;构成犯罪的,依法追究刑事责任。

第八十三条　违反本法规定,提供虚假的证明、文件资料样品或者采取其他欺骗手段取得

《药品生产许可证》、《药品经营许可证》、《医疗机构制剂许可证》或者药品批准证明文件的,吊销《药品生产许可证》、《药品经营许可证》、《医疗机构制剂许可证》或者撤销药品批准证明文件,五年内不受理其申请,并处一万元以上三万元以下的罚款。

第八十四条 医疗机构将其配制的制剂在市场销售的,责令改正,没收违法销售的制剂,并处违法销售制剂货值金额一倍以上三倍以下的罚款;有违法所得的,没收违法所得。

第八十五条 药品经营企业违反本法第十八条、第十九条规定的,责令改正,给予警告;情节严重的,吊销《药品经营许可证》。

第八十六条 药品标识不符合本法第五十四条规定的,除依法应当按照假药、劣药论处的外,责令改正,给予警告;情节严重的,撤销该药品的批准证明文件。

第八十七条 药品检验机构出具虚假检验报告,构成犯罪的,依法追究刑事责任;不构成犯罪的,责令改正,给予警告,对单位并处三万元以上五万元以下的罚款;对直接负责的主管人员和其他直接责任人员依法给予降级、撤职、开除的处分,并处三万元以下的罚款;有违法所得的,没收违法所得;情节严重的,撤销其检验资格。药品检验机构出具的检验结果不实,造成损失的,应当承担相应的赔偿责任。

第八十八条 本法第七十三条至第八十七条规定的行政处罚,由县级以上药品监督管理部门按照国务院药品监督管理部门规定的职责分工决定;吊销《药品生产许可证》、《药品经营许可证》、《医疗机构制剂许可证》、医疗机构执业许可证书或者撤销药品批准证明文件的,由原发证、批准的部门决定。

第八十九条 违反本法第五十五条、第五十六条、第五十七条关于药品价格管理的规定的,依照《中华人民共和国价格法》的规定处罚。

第九十条 药品的生产企业、经营企业、医疗机构在药品购销中暗中给予、收受回扣或者其他利益的,药品的生产企业、经营企业或者其代理人给予使用其药品的医疗机构的负责人、药品采购人员、医师等有关人员以财物或者其他利益的,由工商行政管理部门处一万元以上二十万元以下的罚款,有违法所得的,予以没收;情节严重的,由工商行政管理部门吊销药品生产企业、药品经营企业的营业执照,并通知药品监督管理部门,由药品监督管理部门吊销其《药品生产许可证》、《药品经营许可证》;构成犯罪的,依法追究刑事责任。

第九十一条 药品的生产企业、经营企业的负责人、采购人员等有关人员在药品购销中收受其他生产企业、经营企业或者其代理人给予的财物或者其他利益的,依法给予处分,没收违法所得;构成犯罪的,依法追究刑事责任。

医疗机构的负责人、药品采购人员、医师等有关人员收受药品生产企业、药品经营企业或者其代理人给予的财物或者其他利益的,由卫生行政部门或者本单位给予处分,没收违法所得;对违法行为情节严重的执业医师,由卫生行政部门吊销其执业证书;构成犯罪的,依法追究刑事责任。

第九十二条 违反本法有关药品广告的管理规定的,依照《中华人民共和国广告法》的规定处罚,并由发给广告批准文号的药品监督管理部门撤销广告批准文号,一年内不受理该品种的广告审批申请;构成犯罪的,依法追究刑事责任。

药品监督管理部门对药品广告不依法履行审查职责,批准发布的广告有虚假或者其他违反法律、行政法规的内容的,对直接负责的主管人员和其他直接责任人员依法给予行政处分;构成犯罪的,依法追究刑事责任。

第九十三条 药品的生产企业、经营企业、医疗机构违反本法规定,给药品使用者造成损害的,依法承担赔偿责任。

第九十四条 药品监督管理部门违反本法规定,有下列行为之一的,由其上级主管机关或者监察机关责令收回违法发给的证书、撤销药品批准证明文件,对直接负责的主管人员和其他直接责任人员依法给予行政处分;构成犯罪的,依法追究刑事责任:

(一) 对不符合《药品生产质量管理规范》、《药品经营质量管理规范》的企业发给符合有关规范的认证证书的,或者对取得认证证书的企业未按照规定履行跟踪检查的职责,对不符合认证条件的企业未依法责令其改正或者撤销其认证证书的;

(二) 对不符合法定条件的单位发给《药品生产许可证》、《药品经营许可证》或者《医疗机构制剂许可证》的;

(三) 对不符合进口条件的药品发给进口药品注册证书的;

(四) 对不具备临床试验条件或者生产条件而批准进行临床试验、发给新药证书、发给药品批准文号的。

第九十五条 药品监督管理部门或者其设置的药品检验机构或者其确定的专业从事药品检验的机构参与药品生产经营活动的,由其上级机关或者监察机关责令改正,有违法收入的予以没收;情节严重的,对直接负责的主管人员和其他直接责任人员依法给予行政处分。

药品监督管理部门或者其设置的药品检验机构或者其确定的专业从事药品检验的机构的工作人员参与药品生产经营活动的,依法给予行政处分。

第九十六条 药品监督管理部门或者其设置、确定的药品检验机构在药品监督检验中违法收取检验费用的,由政府有关部门责令退还,对直接负责的主管人员和其他直接责任人员依法给予行政处分。对违法收取检验费用情节严重的药品检验机构,撤销其检验资格。

第九十七条 药品监督管理部门应当依法履行监督检查职责,监督已取得《药品生产许可证》、《药品经营许可证》的企业依照本法规定从事药品生产、经营活动。

已取得《药品生产许可证》、《药品经营许可证》的企业生产、销售假药、劣药的,除依法追究该企业的法律责任外,对有失职、渎职行为的药品监督管理部门直接负责的主管人员和其他直接责任人员依法给予行政处分;构成犯罪的,依法追究刑事责任。

第九十八条 药品监督管理部门对下级药品监督管理部门违反本法的行政行为,责令限期改正;逾期不改正的,有权予以改变或者撤销。

第九十九条 药品监督管理人员滥用职权、徇私舞弊、玩忽职守,构成犯罪的,依法追究刑事责任;尚不构成犯罪的,依法给予行政处分。

第一百条 依照本法被吊销《药品生产许可证》、《药品经营许可证》的,由药品监督管理部

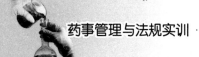

门通知工商行政管理部门办理变更或者注销登记。

第一百零一 条本章规定的货值金额以违法生产、销售药品的标价计算;没有标价的,按照同类药品的市场价格计算。

第十章 附 则

第一百零二条 本法下列用语的含义是:

药品,是指用于预防、治疗、诊断人的疾病,有目的地调节人的生理机能并规定有适应证或者功能主治、用法和用量的物质,包括中药材、中药饮片、中成药、化学原料药及其制剂、抗生素、生化药品、放射性药品、血清、疫苗、血液制品和诊断药品等。

辅料,是指生产药品和调配处方时所用的赋形剂和附加剂。

药品生产企业,是指生产药品的专营企业或者兼营企业。

药品经营企业,是指经营药品的专营企业或者兼营企业。

第一百零三条 中药材的种植、采集和饲养的管理办法,由国务院另行制定。

第一百零四条 国家对预防性生物制品的流通实行特殊管理。具体办法由国务院制定。

第一百零五条 中国人民解放军执行本法的具体办法,由国务院、中央军事委员会依据本法制定。

第一百零六条 本法自 2001 年 12 月 1 日起施行。

附录二　处方管理办法

（卫生部令第 53 号）

《处方管理办法》已于 2006 年 11 月 27 日经卫生部部务会议讨论通过，现予发布，自 2007 年 5 月 1 日起施行。

部长　高强

二〇〇七年二月十四日

处方管理办法

第一章　总　则

第一条　为规范处方管理，提高处方质量，促进合理用药，保障医疗安全，根据《执业医师法》、《药品管理法》、《医疗机构管理条例》、《麻醉药品和精神药品管理条例》等有关法律、法规，制定本办法。

第二条　本办法所称处方，是指由注册的执业医师和执业助理医师（以下简称医师）在诊疗活动中为患者开具的、由取得药学专业技术职务任职资格的药学专业技术人员（以下简称药师）审核、调配、核对，并作为患者用药凭证的医疗文书。处方包括医疗机构病区用药医嘱单。

本办法适用于与处方开具、调剂、保管相关的医疗机构及其人员。

第三条　卫生部负责全国处方开具、调剂、保管相关工作的监督管理。

县级以上地方卫生行政部门负责本行政区域内处方开具、调剂、保管相关工作的监督管理。

第四条　医师开具处方和药师调剂处方应当遵循安全、有效、经济的原则。

处方药应当凭医师处方销售、调剂和使用。

第二章　处方管理的一般规定

第五条　处方标准（附件 1）由卫生部统一规定，处方格式由省、自治区、直辖市卫生行政部门（以下简称省级卫生行政部门）统一制定，处方由医疗机构按照规定的标准和格式印制。

第六条　处方书写应当符合下列规则：

（一）患者一般情况、临床诊断填写清晰、完整，并与病历记载相一致。

（二）每张处方限于一名患者的用药。

（三）字迹清楚，不得涂改；如需修改，应当在修改处签名并注明修改日期。

（四）药品名称应当使用规范的中文名称书写，没有中文名称的可以使用规范的英文名称书写；医疗机构或者医师、药师不得自行编制药品缩写名称或者使用代号；书写药品名称、剂量、规格、用法、用量要准确规范,药品用法可用规范的中文、英文、拉丁文或者缩写体书写,但不得使用"遵医嘱"、"自用"等含糊不清字句。

（五）患者年龄应当填写实足年龄,新生儿、婴幼儿写日、月龄,必要时要注明体重。

（六）西药和中成药可以分别开具处方,也可以开具一张处方,中药饮片应当单独开具处方。

（七）开具西药、中成药处方,每一种药品应当另起一行,每张处方不得超过5种药品。

（八）中药饮片处方的书写,一般应当按照"君、臣、佐、使"的顺序排列;调剂、煎煮的特殊要求注明在药品右上方,并加括号,如布包、先煎、后下等;对饮片的产地、炮制有特殊要求的,应当在药品名称之前写明。

（九）药品用法用量应当按照药品说明书规定的常规用法用量使用,特殊情况需要超剂量使用时,应当注明原因并再次签名。

（十）除特殊情况外,应当注明临床诊断。

（十一）开具处方后的空白处划一斜线以示处方完毕。

（十二）处方医师的签名式样和专用签章应当与院内药学部门留样备查的式样相一致,不得任意改动,否则应当重新登记留样备案。

第七条 药品剂量与数量用阿拉伯数字书写。剂量应当使用法定剂量单位:重量以克(g)、毫克(mg)、微克(μg)、纳克(ng)为单位;容量以升(L)、毫升(ml)为单位;国际单位(IU)、单位(U);中药饮片以克(g)为单位。

片剂、丸剂、胶囊剂、颗粒剂分别以片、丸、粒、袋为单位;溶液剂以支、瓶为单位;软膏及乳膏剂以支、盒为单位;注射剂以支、瓶为单位,应当注明含量;中药饮片以剂为单位。

第三章　处方权的获得

第八条 经注册的执业医师在执业地点取得相应的处方权。

经注册的执业助理医师在医疗机构开具的处方,应当经所在执业地点执业医师签名或加盖专用签章后方有效。

第九条 经注册的执业助理医师在乡、民族乡、镇、村的医疗机构独立从事一般的执业活动,可以在注册的执业地点取得相应的处方权。

第十条 医师应当在注册的医疗机构签名留样或者专用签章备案后,方可开具处方。

第十一条 医疗机构应当按照有关规定,对本机构执业医师和药师进行麻醉药品和精神药品使用知识和规范化管理的培训。执业医师经考核合格后取得麻醉药品和第一类精神药品的处方权,药师经考核合格后取得麻醉药品和第一类精神药品调剂资格。

医师取得麻醉药品和第一类精神药品处方权后,方可在本机构开具麻醉药品和第一类精神药品处方,但不得为自己开具该类药品处方。药师取得麻醉药品和第一类精神药品调剂资格后,方可在本机构调剂麻醉药品和第一类精神药品。

第十二条 试用期人员开具处方,应当经所在医疗机构有处方权的执业医师审核、并签名或加盖专用签章后方有效。

第十三条　进修医师由接收进修的医疗机构对其胜任本专业工作的实际情况进行认定后授予相应的处方权。

第四章　处方的开具

第十四条　医师应当根据医疗、预防、保健需要，按照诊疗规范、药品说明书中的药品适应证、药理作用、用法、用量、禁忌、不良反应和注意事项等开具处方。

开具医疗用毒性药品、放射性药品的处方应当严格遵守有关法律、法规和规章的规定。

第十五条　医疗机构应当根据本机构性质、功能、任务，制定药品处方集。

第十六条　医疗机构应当按照经药品监督管理部门批准并公布的药品通用名称购进药品。同一通用名称药品的品种，注射剂型和口服剂型各不得超过 2 种，处方组成类同的复方制剂 1～2 种。因特殊诊疗需要使用其他剂型和剂量规格药品的情况除外。

第十七条　医师开具处方应当使用经药品监督管理部门批准并公布的药品通用名称、新活性化合物的专利药品名称和复方制剂药品名称。

医师开具院内制剂处方时应当使用经省级卫生行政部门审核、药品监督管理部门批准的名称。

医师可以使用由卫生部公布的药品习惯名称开具处方。

第十八条　处方开具当日有效。特殊情况下需延长有效期的，由开具处方的医师注明有效期限，但有效期最长不得超过 3 天。

第十九条　处方一般不得超过 7 日用量；急诊处方一般不得超过 3 日用量；对于某些慢性病、老年病或特殊情况，处方用量可适当延长，但医师应当注明理由。

医疗用毒性药品、放射性药品的处方用量应当严格按照国家有关规定执行。

第二十条　医师应当按照卫生部制定的麻醉药品和精神药品临床应用指导原则，开具麻醉药品、第一类精神药品处方。

第二十一条　门（急）诊癌症疼痛患者和中、重度慢性疼痛患者需长期使用麻醉药品和第一类精神药品的，首诊医师应当亲自诊查患者，建立相应的病历，要求其签署《知情同意书》。

病历中应当留存下列材料复印件：

（一）二级以上医院开具的诊断证明；

（二）患者户籍簿、身份证或者其他相关有效身份证明文件；

（三）为患者代办人员身份证明文件。

第二十二条　除需长期使用麻醉药品和第一类精神药品的门（急）诊癌症疼痛患者和中、重度慢性疼痛患者外，麻醉药品注射剂仅限于医疗机构内使用。

第二十三条　为门（急）诊患者开具的麻醉药品注射剂，每张处方为一次常用量；控缓释制剂，每张处方不得超过 7 日常用量；其他剂型，每张处方不得超过 3 日常用量。

第一类精神药品注射剂，每张处方为一次常用量；控缓释制剂，每张处方不得超过 7 日常用量;其他剂型,每张处方不得超过 3 日常用量。哌醋甲酯用于治疗儿童多动症时,每张处方不得超过 15 日常用量。

第二类精神药品一般每张处方不得超过 7 日常用量;对于慢性病或某些特殊情况的患者,处方用量可以适当延长,医师应当注明理由。

第二十四条 为门(急)诊癌症疼痛患者和中、重度慢性疼痛患者开具的麻醉药品、第一类精神药品注射剂,每张处方不得超过 3 日常用量;控缓释制剂,每张处方不得超过 15 日常用量;其他剂型,每张处方不得超过 7 日常用量。

第二十五条 为住院患者开具的麻醉药品和第一类精神药品处方应当逐日开具,每张处方为 1 日常用量。

第二十六条 对于需要特别加强管制的麻醉药品,盐酸二氢埃托啡处方为一次常用量,仅限于二级以上医院内使用;盐酸哌替啶处方为一次常用量,仅限于医疗机构内使用。

第二十七条 医疗机构应当要求长期使用麻醉药品和第一类精神药品的门(急)诊癌症患者和中、重度慢性疼痛患者,每 3 个月复诊或者随诊一次。

第二十八条 医师利用计算机开具、传递普通处方时,应当同时打印出纸质处方,其格式与手写处方一致;打印的纸质处方经签名或者加盖签章后有效。药师核发药品时,应当核对打印的纸质处方,无误后发给药品,并将打印的纸质处方与计算机传递处方同时收存备查。

第五章 处方的调剂

第二十九条 取得药学专业技术职务任职资格的人员方可从事处方调剂工作。

第三十条 药师在执业的医疗机构取得处方调剂资格。药师签名或者专用签章式样应当在本机构留样备查。

第三十一条 具有药师以上专业技术职务任职资格的人员负责处方审核、评估、核对、发药以及安全用药指导;药士从事处方调配工作。

第三十二条 药师应当凭医师处方调剂处方药品,非经医师处方不得调剂。

第三十三条 药师应当按照操作规程调剂处方药品:认真审核处方,准确调配药品,正确书写药袋或粘贴标签,注明患者姓名和药品名称、用法、用量,包装;向患者交付药品时,按照药品说明书或者处方用法,进行用药交待与指导,包括每种药品的用法、用量、注意事项等。

第三十四条 药师应当认真逐项检查处方前记、正文和后记书写是否清晰、完整,并确认处方的合法性。

第三十五条 药师应当对处方用药适宜性进行审核,审核内容包括:

(一)规定必须做皮试的药品,处方医师是否注明过敏试验及结果的判定;

(二)处方用药与临床诊断的相符性;

(三)剂量、用法的正确性;

(四)选用剂型与给药途径的合理性;

(五)是否有重复给药现象;

（六）是否有潜在临床意义的药物相互作用和配伍禁忌；

（七）其他用药不适宜情况。

第三十六条 药师经处方审核后，认为存在用药不适宜时，应当告知处方医师，请其确认或者重新开具处方。

药师发现严重不合理用药或者用药错误，应当拒绝调剂，及时告知处方医师，并应当记录，按照有关规定报告。

第三十七条 药师调剂处方时必须做到"四查十对"：查处方，对科别、姓名、年龄；查药品，对药名、剂型、规格、数量；查配伍禁忌，对药品性状、用法用量；查用药合理性，对临床诊断。

第三十八条 药师在完成处方调剂后，应当在处方上签名或者加盖专用签章。

第三十九条 药师应当对麻醉药品和第一类精神药品处方，按照年月日逐日编制顺序号。

第四十条 药师对于不规范处方或者不能判定其合法性的处方，不得调剂。

第四十一条 医疗机构应当将本机构基本用药供应目录内同类药品相关信息告知患者。

第四十二条 除麻醉药品、精神药品、医疗用毒性药品和儿科处方外，医疗机构不得限制门诊就诊人员持处方到药品零售企业购药。

第六章 监督管理

第四十三条 医疗机构应当加强对本机构处方开具、调剂和保管的管理。

第四十四条 医疗机构应当建立处方点评制度，填写处方评价表（附件 2），对处方实施动态监测及超常预警，登记并通报不合理处方，对不合理用药及时予以干预。

第四十五条 医疗机构应当对出现超常处方 3 次以上且无正当理由的医师提出警告，限制其处方权；限制处方权后，仍连续 2 次以上出现超常处方且无正当理由的，取消其处方权。

第四十六条 医师出现下列情形之一的，处方权由其所在医疗机构予以取消：

（一）被责令暂停执业；

（二）考核不合格离岗培训期间；

（三）被注销、吊销执业证书；

（四）不按照规定开具处方，造成严重后果的；

（五）不按照规定使用药品，造成严重后果的；

（六）因开具处方牟取私利。

第四十七条 未取得处方权的人员及被取消处方权的医师不得开具处方。未取得麻醉药品和第一类精神药品处方资格的医师不得开具麻醉药品和第一类精神药品处方。

第四十八条 除治疗需要外，医师不得开具麻醉药品、精神药品、医疗用毒性药品和放射性药品处方。

第四十九条 未取得药学专业技术职务任职资格的人员不得从事处方调剂工作。

第五十条 处方由调剂处方药品的医疗机构妥善保存。普通处方、急诊处方、儿科处方保存期限为 1 年，医疗用毒性药品、第二类精神药品处方保存期限为 2 年，麻醉药品和第一类精神

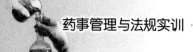

药品处方保存期限为 3 年。

处方保存期满后,经医疗机构主要负责人批准、登记备案,方可销毁。

第五十一条 医疗机构应当根据麻醉药品和精神药品处方开具情况,按照麻醉药品和精神药品品种、规格对其消耗量进行专册登记,登记内容包括发药日期、患者姓名、用药数量。专册保存期限为 3 年。

第五十二条 县级以上地方卫生行政部门应当定期对本行政区域内医疗机构处方管理情况进行监督检查。

县级以上卫生行政部门在对医疗机构实施监督管理过程中,发现医师出现本办法第四十六条规定情形的,应当责令医疗机构取消医师处方权。

第五十三条 卫生行政部门的工作人员依法对医疗机构处方管理情况进行监督检查时,应当出示证件;被检查的医疗机构应当予以配合,如实反映情况,提供必要的资料,不得拒绝、阻碍、隐瞒。

第七章 法律责任

第五十四条 医疗机构有下列情形之一的,由县级以上卫生行政部门按照《医疗机构管理条例》第四十八条的规定,责令限期改正,并可处以 5 000 元以下的罚款;情节严重的,吊销其《医疗机构执业许可证》:

(一)使用未取得处方权的人员、被取消处方权的医师开具处方的;

(二)使用未取得麻醉药品和第一类精神药品处方资格的医师开具麻醉药品和第一类精神药品处方的;

(三)使用未取得药学专业技术职务任职资格的人员从事处方调剂工作的。

第五十五条 医疗机构未按照规定保管麻醉药品和精神药品处方,或者未依照规定进行专册登记的,按照《麻醉药品和精神药品管理条例》第七十二条的规定,由设区的市级卫生行政部门责令限期改正,给予警告;逾期不改正的,处 5 000 元以上 1 万元以下的罚款;情节严重的,吊销其印鉴卡;对直接负责的主管人员和其他直接责任人员,依法给予降级、撤职、开除的处分。

第五十六条 医师和药师出现下列情形之一的,由县级以上卫生行政部门按照《麻醉药品和精神药品管理条例》第七十三条的规定予以处罚:

(一)未取得麻醉药品和第一类精神药品处方资格的医师擅自开具麻醉药品和第一类精神药品处方的;

(二)具有麻醉药品和第一类精神药品处方医师未按照规定开具麻醉药品和第一类精神药品处方,或者未按照卫生部制定的麻醉药品和精神药品临床应用指导原则使用麻醉药品和第一类精神药品的;

(三)药师未按照规定调剂麻醉药品、精神药品处方的。

第五十七条 医师出现下列情形之一的,按照《执业医师法》第三十七条的规定,由县级以上卫生行政部门给予警告或者责令暂停六个月以上一年以下执业活动;情节严重的,吊销其执

业证书:

(一)未取得处方权或者被取消处方权后开具药品处方的;

(二)未按照本办法规定开具药品处方的;

(三)违反本办法其他规定的。

　　第五十八条　药师未按照规定调剂处方药品,情节严重的,由县级以上卫生行政部门责令改正、通报批评,给予警告;并由所在医疗机构或者其上级单位给予纪律处分。

　　第五十九条　县级以上地方卫生行政部门未按照本办法规定履行监管职责的,由上级卫生行政部门责令改正。

第八章　附　则

　　第六十条　乡村医生按照《乡村医生从业管理条例》的规定,在省级卫生行政部门制定的乡村医生基本用药目录范围内开具药品处方。

　　第六十一条　本办法所称药学专业技术人员,是指按照卫生部《卫生技术人员职务试行条例》规定,取得药学专业技术职务任职资格人员,包括主任药师、副主任药师、主管药师、药师、药士。

　　第六十二条　本办法所称医疗机构,是指按照《医疗机构管理条例》批准登记的从事疾病诊断、治疗活动的医院、社区卫生服务中心(站)、妇幼保健院、卫生院、疗养院、门诊部、诊所、卫生室(所)、急救中心(站)、专科疾病防治院(所、站)以及护理院(站)等医疗机构。

　　第六十三条　本办法自 2007 年 5 月 1 日起施行。《处方管理办法(试行)》(卫医发〔2004〕269 号)和《麻醉药品、精神药品处方管理规定》(卫医法〔2005〕436 号)同时废止。

实训大纲

安徽医学高等专科学校　杨冬梅

　　《药事管理与法规》是高职高专教育药品类各专业的一门重要的专业课程。课程主要内容包括药事组织、药品法制管理、药品注册、生产、经营、使用、信息、价格和广告诸方面的监督管理等。

　　本实训教材供全国高职高专药学、药品经营与管理、药物制剂技术、生物制药技术、化学制药技术、中药制剂技术专业使用,总学时 28 学时,各学校可根据专业培养目标、专业知识结构需要、职业技能要求及学校教学条件自行调整或选择实训项目。

一、实训目标

　　实训目标分三个层次。掌握:使学生熟练运用药事管理和法规专业知识,能够综合分析和解决药学实践中的实际问题;学会:使学生能根据所学知识,应用所学专业技能;了解:拓展专业知识点,能够发现问题,作出是非判断并做出分析。

二、实训内容

1. 实训目的:通过项目实训,明确实训目的,达到实训目标。
2. 实训相关知识:通过熟悉相关专业知识或参照相关实训体例,以便顺利开展实训。
3. 实训所需:包括实训专业资料、专业刊物、网络资源、实训场所和实训用具等。
4. 实训要点:分为实训安排和实训注意,包括实训方法、实训步骤、实训要求和实训注意事项等。

三、知识拓展

为相关专业知识,进一步拓展专业知识点和专业思路。

四、实训考核评分标准

对实训进行细化考核。

五、实训项目和参考学时分配

项目号	实训项目	参考学时
一	总结上一年度我国药事管理工作重大事件	2
二	参观药品监督管理部门或药品检验机构	2
三	药品注册申报	3
四	参观符合 GMP 药品生产车间	2
五	OTC 药品调研	2
六	收集信息，编写药讯	2
七	门诊处方点评	3
八	"珍爱生命　远离毒品"主题演讲	2
九	药品标签和说明书实例讨论分析	2
十	药品广告批准文号的审批	2
十一	药品通用名、药品商品名及药品注册商标的调研	2
十二	药品典型案例分析	4
合计		28

2013 年 4 月

主要参考文献

［1］杨世民. 药事管理学. 第 5 版. 北京：人民卫生出版社,2011

［2］杨世民. 药事管理与法规. 第 1 版. 北京：中国医药科技出版社,2011

［3］吴海侠,时健. 药事管理与法规. 第 1 版. 北京：科学出版社,2010

［4］李歆. 制药企业设施设备 GMP 验证方法与实务. 第 1 版. 北京：中国医药科技出版社,2012

［5］许钟麟. 药厂洁净室设计、运行与 GMP 认证. 第 2 版. 上海：同济大学出版社,2011

［6］崔嵘. 医院药事管理学问答. 第 1 版. 北京：化学工业出版社,2010

［7］黄宇光,杨世民. 特殊管理药品管理和临床合理应用. 北京：中国中医药出版社,2010

［8］国家食品药品监督管理局. 国家执业药师资格考试大纲. 北京：中国医药科技出版社,2012

［9］http：//www. sfda. gov. cn

［10］http：//www. moh. gov. cn

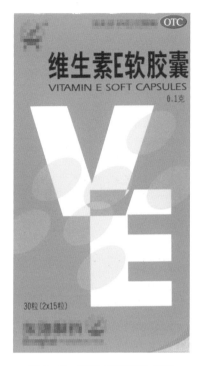

图 5 - 8　甲类 OTC 药物标识

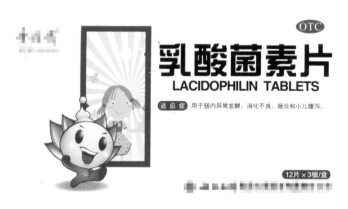

图 5 - 9　乙类 OTC 药物标识

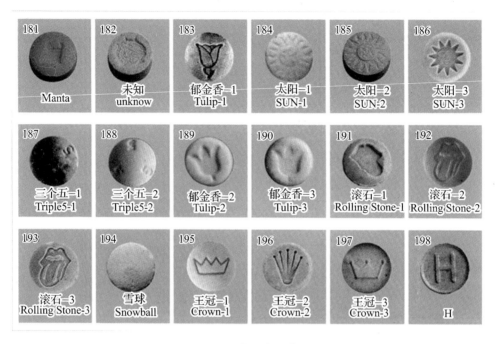

图 8-1 各种毒品药丸

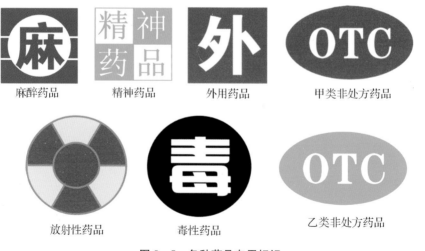

图 9-5 各种药品专用标识